外周神经超声图谱

Atlas of Peripheral Nerve Ultrasound

外周神经超声图谱

Atlas of Peripheral Nerve Ultrasound

原　著　Siegfried Peer

　　　　Hannes Gruber

主　译　崔立刚

译　者　（按姓名汉语拼音排序）

　　　　陈　文（北京大学第三医院）

　　　　崔立刚（北京大学第三医院）

　　　　江　凌（北京大学第三医院）

　　　　蒋　洁（北京大学第三医院）

　　　　柳　曦（首都医科大学附属北京友谊医院）

　　　　田春艳（北京大学第三医院）

　　　　赵　博（北京大学第三医院）

北京大学医学出版社

图书在版编目（CIP）数据

外周神经超声图谱／（奥）皮尔等著；崔立刚译. —
北京：北京大学医学出版社，2014.9（2017.8重印）
　书名原文：Atlas of peripheral nerve ultrasound
　ISBN 978-7-5659-0930-6

　Ⅰ. ①外⋯　Ⅱ. ①皮⋯　②崔⋯　Ⅲ. ①外周神经系统
–神经系统疾病–超声波诊断–图谱　Ⅳ. ①R741.04–64

中国版本图书馆CIP数据核字（2014）第 206024 号

北京市版权局著作权合同登记号：图字 01-2014-5549

外周神经超声图谱

主　　译：崔立刚
出版发行：北京大学医学出版社
地　　址：（100191）北京市海淀区学院路 38 号　北京大学医学部院内
电　　话：发行部　010-82802230　图书邮购　010-82802495
网　　址：http://www.pumpress.com.cn
E-mail：booksale@bjmu.edu.cn
印　　刷：北京强华印刷厂
经　　销：新华书店
责任编辑：赵　爽　　责任校对：金彤文　　责任印制：李　啸
开　　本：787mm×1092mm　1/16　　印张：8.5　　字数：198 千字
版　　次：2014 年 9 月第 1 版　2017 年 8 月第 2 次印刷
书　　号：ISBN 978-7-5659-0930-6
定　　价：82.00 元

中文版序

北京大学第三医院超声科在国内较早开展了肌肉骨骼系统超声的临床研究和应用，先后几代人专注于这一领域，并逐渐确立了业内的学术地位。为了推动肌肉骨骼系统超声在我国的发展，北京大学第三医院超声科一方面广泛开展国际交流，先后与加拿大西安大略大学、美国费城托马斯杰斐逊大学建立合作关系，学习国际的先进经验与技术。另一方面，积极推动肌肉骨骼系统超声的教材建设，出版了国内第一本相关专著，参与制订了国内第一部肌骨超声检查指南，同时多次举办国际和全国性研讨会，为拓展、推广和普及超声在肌肉骨骼系统的应用做了大量卓有成效的工作。

随着高频超声的普及，特别是成像质量的提高，目前超声在肌肉骨骼系统的应用风靡世界。除肌肉、肌腱、韧带等常见结构之外，周围神经的高频超声扫查也越来越受到关注。由于外周神经分布广泛，走行复杂，因此对超声扫查手法和技巧有较高的要求，也是超声医生经常遇到的困惑。

崔立刚主任医师及其团队及时翻译了这本《外周神经超声图谱》，尽管全书内容不多，但言简意赅，简单实用。翻译者都是从事肌肉骨骼系统超声工作的专业医师，他们从临床实践的角度翻译了本书，对全书内容进行了再次创作，使本书更加适合我国读者，适合从事肌肉骨骼系统检查，特别是外周神经检查的超声工作者阅读。对于麻醉科医师以及从事疼痛治疗的专科医师来讲，也具有重要的参考价值。

我预祝这个团队在肌肉骨骼系统超声领域取得更多的成果！

是为序。

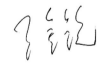

译者前言

2008 年，我有幸前往加拿大西安大略大学影像学系研修肌肉骨骼运动系统超声，师从当时的系主任 Rethy K·Chhem 教授。Chhem 教授是国际较早开展肌肉骨骼系统超声临床应用的专家之一，他和同道早在 20 世纪 90 年代初就成立了肌肉骨骼系统超声学会（Musculoskeletal Ultrasound Society），并开始举办专业年会，足迹遍及全球，普及和推广肌肉骨骼系统超声应用。2014 年的第 24 届年会将在比利时举行。

通过 Chhem 教授，我结识了多位世界顶级肌肉骨骼系统的超声专家，并有机会向这些专家学习，互相交流。肌肉骨骼系统超声学会的主要负责人，美国底特律的 J.Antonio Bouffard 医师曾于 2013 年来我院进行学术交流，并参加了当年在北京举办的肌肉骨骼系统超声国际论坛。参与创办肌肉骨骼系统超声学会的各位专家中，来自奥地利的 Siegfried Peer 教授更专注于外周神经的超声显像，在这个领域发表了若干篇开拓性文章。他和同事撰写的第一本外周神经超声专著《外周神经高频超声显像》（High-Resolution Sonography of the Peripheral Nervous System）于 2008 年出版了第 2 版，深受读者喜爱。而本书《外周神经超声图谱》（Atlas of Peripheral Nerve Ultrasound）尽管出版较晚（2013 年），但从内容上看应该是前一本书的基础和补充。原书精美小巧，内容安排自然顺畅，并配有相应部位的断层解剖和 MRI 图片，使超声医师易于理解和掌握。

译者第一次接触这本书便爱不释手，一口气通读全书，许多临床实践中的扫查困惑迎刃而解，深觉应将本书介绍的扫查技巧和注意事项介绍给中国的同道。从萌生翻译想法，到分工合作，付诸成文，整个半年的时间里得到了北京大学第三医院超声科全体同事的大力支持，在此一并深表谢意。

尽管我们进行了认真的翻译和校对，全书仍不免存在错译和漏译，恳请同道批评指正。

崔立刚

2014 年 7 月 10 日

原著前言

外周神经超声检查的第一篇文献发表于 1988 年，Bruno Fornage 医生报道了《四肢神经：超声显像》一文，发表在《放射学》（Radiology）杂志。此后，仅少数专业学者零星报道了外周神经的超声应用研究。然而，在过去的几年中，我们发现有关外周神经系统超声诊断和介入治疗的研究层出不穷，特别是超声引导区域神经阻滞技术和疼痛治疗技术已经被广泛接受。

外周神经超声检查，要求深入掌握外周神经的局部解剖知识，而外周神经的局部解剖通常相对复杂。由于外周神经细小，超声往往利用典型的解剖标志来帮助显示。MRI 外周神经显像也是利用这种方法，MRI 是诊断外周神经病变第二位的影像学方法。

临床工作中，一本提供局部解剖图与相应的超声图像和 MR 图像并列的参考书非常有用，可帮助医师快速重现和识别局部解剖结构特征。这对成功进行外周神经病变的诊断和介入治疗至关重要。就像我们曾经的解剖老师所言：没有解剖知识的医生，如同鼹鼠，它们只是整日在黑暗中奔走、掘土！为避免如此，我们编写了本书，本书的编写基于我们丰富的外周神经影像学检查经验。

于因斯布鲁克，奥地利

Siegfried Peer, Hannes Gruber

崔立刚　译

如何使用本书

　　为什么要写一本《外周神经超声图谱》？原因有二：一是目前尚无这样的简明书籍；二是在各种学术会议、研讨会、学习班上，参加者总是提出类似的问题，诸如"你如何做到？""在进行外周神经超声检查时，我就是无法显示你们扫查出的结构。""在超声检查过程中，我怎样才能更迅速地寻找到外周神经？"当然，可能最好的解决办法是参加专门的学习班，或者到进行外周神经超声检查的科室进修。但是，如果没有这样的条件时怎么办？此外，很多参加过学习班的学员也告诉我们，他们结束学习返回自己单位进行临床外周神经超声检查时，并非那么容易。这就是我们为什么要编写这本图谱的最主要原因。

　　这本图谱所不为：并不试图展示所有的外周神经，也不会讲解如何进行外周神经介入操作。主要内容涵盖了适于超声诊断的外周神经，因此，与专门的书籍有很大区别。例如，你可能进行超声引导下第 3 枕神经的介入操作，但是这根神经很少发生病理改变，不需要进行超声诊断，故而不会包含在本书内。很多情况下，实施外周神经介入操作基于解剖标志识别，而非直视神经本身，诸如腰脊神经根浸润麻醉。如果对神经介入操作感兴趣，建议阅读其他参考书，我们强烈推荐 Samer Narouze 等主编的《超声引导下疼痛介入治疗图谱》。

　　这本图谱所为：是有关外周神经超声诊断策略的最新参考书，通过超声识别和诊断外周神经病变。这本图谱的格式基于我们对外周神经显像的理念——解剖标志为基础的图像。神经结构复杂，在到达靶器官之前走行路径长。在神经走行过程中，某些节段由于局部解剖环境复杂而难以识别。如果合并血肿或水肿，某些情况下神经的识别几乎不可能。有利的消息是，每根神经在其特定的走行节段都有典型的解剖标志。根据神经与这些解剖标志之间的紧密关系，可以很容易地识别。这些解剖标志包括骨性突起、肌肉、肌腱和血管。本书依照这些典型的解剖区域进行编排，每一处神经的典型位置均提供 4 幅图像：与相应超声图像对应的体表探头放置照片、断层解剖图片、超声图像、与超声图像一致的 T1 加权 MR 图像。这些图片无一例外全部采用短轴切面，较更为复杂的长轴切面和斜断面图像容易理解。请牢记，本书旨在帮助你识别神经。

当识别神经之后，探头旋转斜断面扫查以及附加的长轴切面扫查可能更有助于神经病变的超声诊断评价。我们将所有解剖学名词标记在断层解剖图片上，而在超声图像和 MR 图像中只标记神经，以利于你观察比较影像上的结构与断层解剖图片上相应结构的对应，这样会使你在阅读中开动大脑，从而强化观察学习能力。本书的每一页所列图片仅显示一根神经的一个特定解剖区域，除上述 4 幅图像外，还会附加 1~2 幅图片。附加图片可能是某根神经的正常纵切面或全景超声图像，也可能是神经的典型病变声像图，如神经卡压性病变。

我们希望这种结构安排能够实现我们的设想：尽管每个患者的检查要求不同，你都具有"如何发现神经方向标"的能力。

原版致谢

没有大家的帮助，我们不可能完成这样的一本图谱。除作者外，其他几位同事也对本书提供了实质性的帮助，他们的名字不容忽略。

我们特别感谢因斯布鲁克医科大学解剖、组织和胚胎学系（Helga Fritsch 女士，系主任，教授，博士）的临床和功能解剖教研室，他们提供了尸体标本和解剖断层切片。他们是：尸体解剖助理 Gottfried Gstrein 和 Rupert Gstrein（制作解剖断层切片），医学摄影师 Romed Hörmann，助教 Karl-Heinz Künzel 博士（解剖指导）。在此，我们同样感激那些为科学研究捐献遗体的人。没有他们，基础医学教育、研究以及类似本书的工作都不可能完成。

感谢因斯布鲁克医科大学放射学系（Werner Jaschke 博士，系主任，教授）提供了全部超声和 MRI 图像，感谢所有的放射技师帮助 MRI 成像，特别要感谢医学摄影师 Ingrid Messirek。

Springer Verlag 德国出版社的工作人员在本书的编辑、设计、出版中，展示了优秀的协作精神。特别是临床医学助理编辑 Corinna Schäfer 女士，她协调了所有沟通和出版事宜。同时也感谢临床医学编辑部主任 Ute Heilmann 博士对我们工作的信任和大力支持。

目　录

第 1 章　外周神经系统高频超声检查介绍：基本要求与检查技术............ 1

第 2 章　外周神经系统 MRI 检查介绍：基本要求与检查技术 15

第 3 章　颈部神经.. 25

第 4 章　上肢神经.. 39

第 5 章　下肢神经.. 77

第 6 章　躯干及腹壁神经.. 105

外周神经系统高频超声检查介绍：基本要求与检查技术

1

Seigfried Peer

■ 柳 曦 陈 文

目 录

1.1 超声设备硬件与软件要求 ················· 2

1.1.1 硬件要求 ····································· 2

1.1.2 软件要求 ····································· 4

1.2 外周神经超声检查基本技术 ··········· 8

1.3 超声引导下外周神经介入操作
基本技术 ································· 10

1.3.1 如何引导穿刺针 ······················ 10

1.3.2 影响超声引导介入操作的技术因素 ··· 12

1.3.3 一般建议和结论 ······················ 13

参考文献 ·· 13

外周神经超声检查并非一项新技术。早在1988 年，学者 Bruno Fornage 就报道了外周神经超声检查的可行性（Fornage，1988）。然而，随后的若干年内，外周神经的超声检查进展缓慢。主要原因在于外周神经过于细小，当时的超声成像技术难以显示。缺乏高分辨率的超声探头是主要问题，这一问题一直到 20 世纪90 年代后期才得以解决。随后，外周神经超声检查的黄金时代开启，开始了真正的大发展并持续至今。然而，在外周神经超声检查的早期阶段，实际上仅有少数狂热分子执着于这一领域，外周神经成像在当时看起来属于异想天开。这些真正献身于神经超声检查的小组包括意大利热那亚的 Carlo Martinoli 医生和 Stefano Bianchi 医生、荷兰的 Leo Visser 医生和 Roy Beekman 医生，以及我们的小组，来自奥地利因斯布鲁克。同时，我们也体会到放射医生、神经病学家和麻醉学家也对外周神经超声检查越来越感兴趣。神经超声检查的蓬勃发展也基于超声设备、超声探头和成像软件的技术进步，这些技术改进难以置信，另人吃惊。当然，外周神经依然细小且解剖形态结构复杂，拥有较好成像技术的超声设备非常重要，可以保证持续高质量的神经超声诊断和介入治疗。

1.1 超声设备硬件与软件要求

关于神经超声检查，我将就技术要求提供两个水平的建议：其一针对一般操作者，即神经超声检查仅为日常工作的一部分，检查内容主要是常见外周神经疾病，如神经卡压等。其二针对专门从业者，即致力于细小神经的显像、更复杂的神经病变（如神经创伤、神经炎症）或外周神经系统的超声引导介入。

1.1.1 硬件要求

这里不评论使用哪家的超声设备，不同厂家互相竞争，很多厂家都提供高端的设备，这些设备超声图像优质。每个人都可以根据自己对设备工程学和设计的偏好来自由选择超声仪器。但是，这里唯独要谈谈广泛应用的便携式超声设备，诸如飞利浦公司的 CX50（图 1.1a）。过去，这些便携超声设备没有搭载高分辨力成像软件或者不能激活高分辨力探头。近年来，这种情况大为改善。市场上可以见到针对多数用户的便携超声设备，也有为专业用户设计的特殊产品，诸如飞利浦公司的 Sparq（图 1.1b），这台小巧的超声设备可配备一系列探头，包括

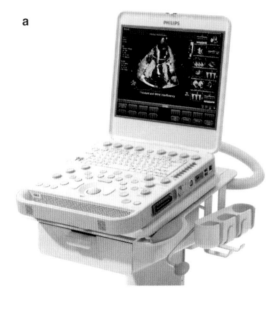

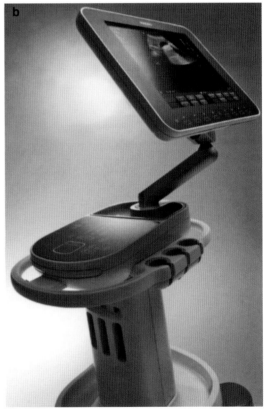

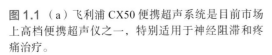

图 1.1 （a）飞利浦 CX50 便携超声系统是目前市场上高档便携超声仪之一，特别适用于神经阻滞和疼痛治疗。

（b）飞利浦 Sparq 超声系统，是一款多用途产品，用户界面简单，摒除轨迹球及按键，采用强化玻璃触摸屏面板操作。整个设备全封闭构造，易于清洁和消毒。

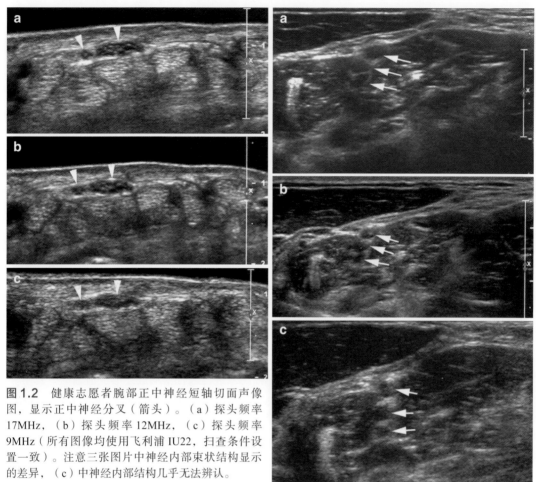

图1.2　健康志愿者腕部正中神经短轴切面声像图，显示正中神经分叉（箭头）。（a）探头频率17MHz，（b）探头频率12MHz，（c）探头频率9MHz（所有图像均使用飞利浦 IU22，扫查条件设置一致）。注意三张图片中神经内部束状结构显示的差异，（c）中神经内部结构几乎无法辨认。

图1.3　健康志愿者臂丛神经短轴切面声像图（箭头为臂丛神经干），（a）探头频率17MHz，（b）探头频率12MHz，（c）探头频率9MHz（所有图像均使用飞利浦 IU22，扫查条件设置一致）。注意位置深在，表面软组织较厚的结构，12MHz 甚至 9MHz 探头扫查更易获得可接受的图像质量。

一般的腹部凸阵探头，也可使用 12MHz 的宽频线阵探头，后者特别适用于麻醉科医生或疼痛科医生用于引导神经阻滞。

　　影响超声图像质量的基本物理因素是对比度和分辨率，因此神经显像必须要求高分辨率超声探头。目前临床应用的高频探头最高频率可达 18MHz，其轴向分辨率为 250 ~ 500μm。这样的探头用于显示细小神经以及评价神经内部结构，例如神经修复后的超声随访。小的神经内神经瘤或神经吻合术后的部分撕裂，这样的细微病变，使用较低频率的探头可能会漏诊。对于常见神经卡压性病变的显示，12MHz 探头通常足够。较深的神经（如坐骨神经）或体胖的患者，9MHz 的探头可能更适合（图 1.2a~c，图 1.3a~c）。临床中，探

表 1.1　根据扫查目的、神经类型、神经位置选择探头

探头类型	神经	临床情况
L9-3MHz 线阵探头或相似频率	坐骨神经（近端）、阴部神经、闭孔神经	神经创伤
L12-5MHz 线阵探头或相似频率	适于大多数神经，特别是坐骨神经（外周部分）、四肢神经、臂丛神经等	几乎所有临床要求都可满足，卡压性神经病变（神经径线和面积测量）、神经创伤、神经肿瘤，也特别适合引导介入操作
L17-5MHz 线阵探头或相似频率	四肢神经（正中神经、尺神经等）及其分支（桡神经浅支、后骨间神经）、指神经等	卡压性神经病变（评估神经结构变化、神经肿胀等），神经创伤，神经术后改变（瘢痕、部分撕裂），神经炎
C9-4MHz 或 C5-1MHz 凸阵探头		引导颈部及腰部脊神经介入

注：一般而言，神经越细小，越表浅，就应该选择越高频率探头。

头的选择取决于所扫查的神经和患者的具体情况，详见表 1.1。

矩阵探头和探头晶片技术的改进使得探头硬件发展前途光明，但是谈到探头技术，总避不开一个权衡问题：频率和分辨率的增加与扫查深度之间的矛盾。

1.1.2 软件要求

现代超声设备配备了各种软件工具，这些软件通过对组织反射回波信号的处理来改进图像质量。一般来讲，不管这些软件的名称如何，其作用是提高图像质量。没有它们，外周神经超声图像不会如此清晰，外周神经超声检查也不会发展到当前的水平。

1.1.2.1 复合成像

目前，实时复合成像技术已经成为当前超声设备的基本特征。传统超声成像技术的一个问题是声波相干，互相干扰引起的图像质量下降，也称作"斑点噪声"。即很多斑点状回声叠影于声像图上，这种干扰在均质组织中更为明显。不同超声厂家对复合成像技术的命名有所不同，诸如飞利浦公司的 Sono-CT 技术，东芝公司的 ApliPure 技术，GE 公司的

CrossXBeam 技术，但其基本技术原理相似：将若干幅超声图像信息进行信号平均，最终形成一幅声像图。利用声束偏转软件，从不同角度（不同频率或不同条件）对同一感兴趣区扫描，获得不同效果的声像图（图 1.4），将每幅图像进行综合平均最终形成清晰的"真实"组织结构声像图，同时明显消除伪像（Piccoli 等，2000）。最新的技术允许使用者选择复合成像模式，并可在不同模式间迅速切换，以便寻找到最佳的图像质量。通过消除图像噪声、斑点伪像、回声失落以及折射声影，可以获得清晰的组织界面声像图（图 1.5 a，b）。对于外周神经声像图而言，复合成像技术改进了神经细节的显示，并可辨别神经束膜与神经外膜，这就是我们通常进行神经超声扫查时选取复合成像技术的原因。

1.1.2.2 谐波成像

常规 B 型超声成像时，具有一定频率范围（带宽）的低频超声波向人体组织内发射，反射回波信号被探头接收并产生声像图。与探头发射的声波相比，反射声波与组织发生共振，其频率范围（带宽）更广泛。简言之，超声波向组织内传播并返回探头，经过组织声学界面两次，造成伪像增加并且声波能量呈指数衰减。

图 1.4 复合成像技术原理简图。声束从不同角度对靶目标扫描，获得不同图像（每幅图像的模式不同），最终复合平均为一幅图像。

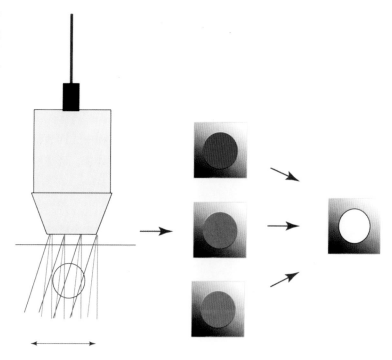

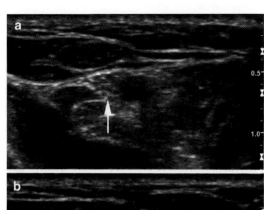

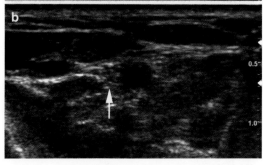

图 1.5 健康志愿者正中神经短轴切面声像图（箭头），使用 GE Logiq9，探头频率 15MHz。（a）使用复合成像技术，（b）未使用复合成像技术。注意复合成像技术明显改进图像细节（不同的内部回声及外膜显示）。

组织谐波成像的基本物理原理非常简单：当声波在组织内传播时，对组织产生推挤使组织密度轻微增加，继而引起声速变化。声速变化带来声波的波形畸变，畸变波形的尖锐部分为倍频波或谐波。这些信号可以用来成像，并具有一些优点：谐波信号向探头传播时仅经过组织一次；谐波信号引起的伪像及混响较少，从而增加组织的对比度。当然，这种技术也存在缺陷：谐波信号强度明显低于基波信号，因此信号衰减非常明显。当系统动态范围较大时，谐波成像技术使得图像边界非常清晰锐利，这已经在腹部超声检查中得到广泛证实（Burns 等，1996）。但非常有意思的是，在浅表软组织超声检查中并未产生同样的效果，尤其是外周神经的超声检查（图 1.6 a，b）。根据我们的经验，利用高频探头进行神经扫查时，谐波成像技术几乎不能提升图像质量，甚至使图像的强度下降。如果不附加使用复合成像技术，组织谐波成像就不应该开启。两种技术的联合使用，在

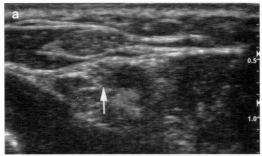

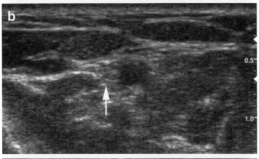

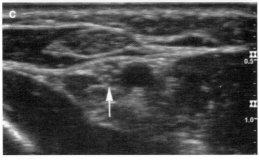

图 1.6 健康志愿者正中神经短轴切面声像图（箭头），使用 GE Logiq9，探头频率 15MHz。（a）使用谐波成像技术，（b）未使用谐波成像技术。与复合成像技术相比（图 1.5），谐波成像仅使图像质量发生细微改变。而两者的联合应用（c），使得图像质量达到最佳。

某些情况下可以增加图像质量，其效果优于单独使用其中任何一种（图 1.6 c）。

1.1.2.3 拓宽视野成像

SieScape、拓宽视野成像、全景成像，是同一技术的不同命名。沿探头长轴方向扫查过程中，回波信号被连续记录，通过专门的软件处理，形成一幅扫查路径上的整体声像图（图 1.7）。开始仅探头边缘的信号用于图像重建，同时用特殊的信号识别软件进行信号处理，控制全景图像的平滑和分辨率。利用信号识别软件，操作者很容易通过前后移动探头来纠正扫查错误，例如移动探头过程中失去靶目标。全景成像技术主要用于显示复杂的病变，采用一幅图像记录病变的真正范围（图 1.8）并测量病变的大小，这些全景显示局部结构的声像图特别受临床医师欢迎。

1.1.2.4 高分辨率成像

不同超声设备公司都有不同的软件来进一步提升图像质量和减少伪像。大部分软件处理系统基于像素分析、数据识别以及其他专门的图像原始数据分析系统。无论为何，各种图像增强处理系统的应用总目标是通过减少噪声、斑点伪像及其他伪像来提升图像质量。一些公司将这些软件置于后台，仅设立一个"开 / 关"键控制操作，另一些公司则通过操作界面允许

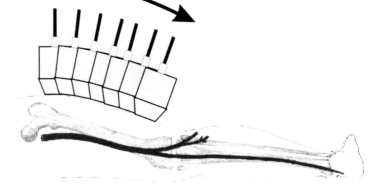

图 1.7 拓宽视野成像原理简图：探头沿感兴趣区域进行连续长轴方向上的扫查，图像被相继记录并随后用于计算形成一幅沿扫查路径的单一图像。

图 1.8 摩托车交通事故中坐骨神经完全断裂患者声像图，大腿背侧全景声像图显示坐骨神经两个断端增厚（短箭），近端可见神经瘤形成。神经断端间距接近 20cm（箭头）。

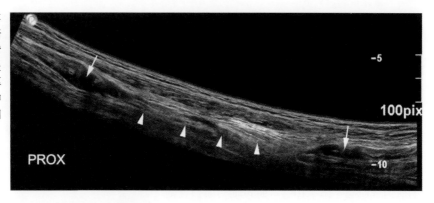

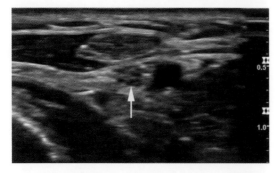

图 1.9 健康志愿者正中神经短轴切面声像图（箭头），使用 GE Logiq9，探头频率 15MHz。在使用谐波成像和复合成像技术之后，开启 GE 公司的专利图像增强软件，可以看到图像质量进一步提升，组织界面明显清晰，伪像被极大抑制（参比图 1.5 和图 1.6）。

进行各种调节。对于超声医师来说，这意味着花费更多的时间学习仪器操作，弄懂"按键学"。他需要熟悉各项选择键所代表的含义，试验不同条件下的图像质量来寻找最佳图像设置，这些设置针对不同扫查区域、不同检查要求以及个人偏好。我们建议使用这些调节，可以使组织界面、组织边界和病变边缘显示的更加锐利（图 1.9）。请记住，不同的扫查区域 / 扫查任务以及患者的自身情况（瘦小或肥胖）均要求不同的扫查条件设置。

1.2 外周神经超声检查基本技术

根据一般的超声检查原则，必须至少在两个相互垂直的切面上进行外周神经超声检查。但是，我们推荐首先进行短轴切面扫查。正常神经声像图表现为管样结构，内部呈束带样低回声，被结缔组织强回声分隔（Graif 等，1991；Martinoli 等，1996）。这种声像图特点使得长轴切面扫查不易区分神经与其周围紧邻的肌肉或肌腱（图 1.10）。而短轴切面扫查则较容易，因为神经走行的筋膜间隙内含有脂肪和结缔组织，并且通常伴行血管，神经短轴切面呈典型的蜂房样结构，易于和其他组织区别。如果短轴切面扫查时，不易区分神经与肌腱，我们推荐倾斜探头扫查，观察各向异性伪像效应（图 1.11）：探头倾斜后，肌腱的回声明显减低，由强回声变为低回声，而神经的回声随探头倾斜仅发生少许改变。这是因为肌腱内存在交错分布的短纤维结构，而神经由长的连续管样纤维组成。

神经的高频声像图一般与其解剖细微结构非常吻合（图 1.12）（Walker，2004）。短轴切面扫查，可以显示神经内部的神经束结构。神经束是现代超声所能显示的最小神经结构，神经束由一组神经纤维组成并包绕在共同的神经束膜内（Silvestri 等，1995；Maravilla 和 Bowen，1998）。单一的神经纤维由神经轴突、髓鞘和施万细胞组成，无法被超声分辨。一定数量的神经束组成外周神经，由共同的神经外膜包绕。每根外周神经的神经束组成数目不同，取决于神经的种类（运动纤维和感觉纤维的数量）、神经的位置（距离神经发出的距离，周围组织的类型）和神经的大小。在一根神经的长轴方向上，不同部位神经束的数目也发生变化，这是因为在神经走行过程中，神经束发生反复分叉和重组，神经轴突从一束纤维走行至另一束纤维。对超声医师而言，神经束和神经外膜是重要的声像图特征，这两种

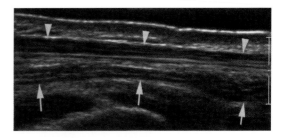

图1.10 腕部远端长轴切面全景声像图，显示尺神经（短箭）和指屈肌腱（箭头），注意神经与肌腱的长轴切面声像图十分相似，不易区别。

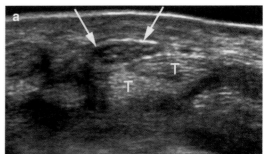

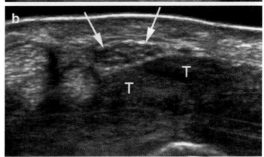

图1.11 健康志愿者正中神经（短箭）短轴切面声像图，使用飞利浦IU22，探头频率17MHz，探头倾斜角度不同。注意指屈肌腱（T）由强回声（a）明显变为低回声（b），而正中神经的回声改变很少。

结构的改变是外周神经病变发生明确病生理变化的标志。例如，神经束明显肿胀，失去神经束膜及外膜强回声结构，可能源于神经静脉回流淤滞和水肿，是急性和亚急性神经卡压的特征（Buchberger 等，1991；Chiou 等，1998；Dahlin，1991）。而神经增厚和横截面积增大，伴随与前者不同的神经外膜增厚，回声增强则可能源于神经的慢性摩擦，是长期慢性神经病

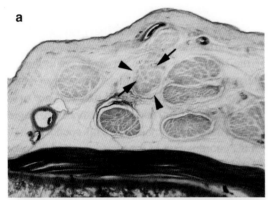

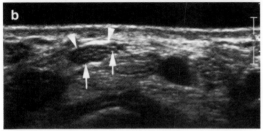

图 1.12　腕部横断面塑化解剖标本（a）显示正中神经超微结构（神经外膜，箭头；神经束与神经束膜，短箭）。相应的声像图（b）显示同样的超微结构。

变的标志。因此，进行外周神经超声检查时，关注神经的细微解剖结构非常重要。

　　特别对于神经外伤，超声检查时要重点关注神经的连续性（Bodner 等，1999；Gruber 等，2003、2005；Peer 等，2002）。神经的完全离断易于发现，而神经束的不完全断裂或者神经吻合术后判断神经的连续性时，需倍加小心（Peer 等，2001）。声像图显示的神经束数目并不总是与神经内神经束的真实数目一致，可能是一幅图像之内的邻近神经束之间相互聚结所致。同样需要记住，当降低探头分辨率的时候（降低探头频率！）声像图显示的神经束数目也会减少。

　　神经内存在血管，细小的滋养血管与神经伴行并反复发出穿支，这些滋养血管与沿神经外膜、神经束间、神经束膜和神经束内纵向走行的动脉和小动脉相交通。现代高分辨率超声

探头的彩色多普勒血流显像功能有时可以显示神经内的血管，但迄今为止，我们对神经内血流信号异常与否的判断，经验非常有限。目前有人报道卡压性神经病变时，神经内血流信号丰富（Mallouhi 等，2006；Ghasemi-Esfe 等，2011），通过分析神经内的血供状态来帮助诊断潜在希望。

　　神经自脊神经孔发出至靶器官处，走行过程复杂且漫长。神经走行过程中，不断形成神经束，相互交换神经纤维，发出细小分支并彼此保持互相连接。如此复杂，使得外周神经影像学检查存在挑战。不过，很多情况下神经的病理异常位置非常明确。例如神经压迫性综合征，多数发生在明确的解剖位置即神经穿行狭窄管道处，直接对该部位神经进行扫查即可。因此对神经卡压综合征而言，神经病理改变位置明确，局部解剖特征典型，病变神经很容易显示并可进行测量和诊断。外周神经创伤，情况则复杂得多。闭合性损伤时（如牵拉伤），根据临床神经病学查体和（或）神经电生理检查，可以判断是否存在神经瘫痪、运动减弱或神经传导中断，但是很难判断神经损伤的确切部位和范围。此外，血肿和组织水肿带来的声影或对神经的包裹，也会干扰局部解剖结构显示。这种情况下，利用超声直接扫查可能的损伤部位，其结果会令人沮丧，甚至带来误诊。每一根神经走行过程中的解剖标识，与邻近骨骼、肌肉、肌腱或血管的关系，都可以帮助在不同位置容易地识别神经。因此，临床工作中，我们强烈推荐以下扫查方法进行神经创伤的超声检查：

　　● 在存在清晰解剖标志的位置，利用短轴切面扫查确认受损伤神经（尽可能选择神经的非创伤部位）。

　　● 自该位置向神经近端及远端连续扫查，仍采用短轴切面方式，直至发现神经损伤或除外神经病变。

　　● 如果发现神经损伤，在短轴切面及长

轴切面上记录病变，长轴切面对于明确神经连续性及病变范围测量更有用。

对于多发性单神经炎，血管炎性神经病变，以及其他类似的神经病变，建议对整个神经走行路径进行扫查，可能会发现神经的一处或多处局部肿胀（Beekman 等，2005；Takato 等，2007）。超声非常适合这种对外周神经描计的检查方法，超声探头在整个神经走行路径上非常容易导引。据我们所知，在这些神经病变中，整个神经走行路径上可能存在几种（可能是相互独立的）方式的神经肿胀。因此，我们建议检查者对四肢的全部较大神经均进行完整超声扫查，以便确定存在神经病变的类型。

1.3 超声引导下外周神经介入操作基本技术

很长时间内，许多医生进行包括外周神经在内的各种介入操作时偏爱 X 线透视和 CT 影像引导。1996 年，Dodd 及其同事发表文章称介入放射学领域内超声是"尚未发掘的宝石"（Dodd 等，1996），某种程度上这种情况目前依然存在。尽管超声引导下区域阻滞麻醉和疼痛治疗的应用逐渐增多，但仍未广泛接受。这可能是许多疼痛科医生和放射科医生缺乏正确识别外周神经所需要的局部解剖知识，并且更缺乏超声引导下介入操作的正规培训。一手持探头，另一手持穿刺针来完成介入操作是个艰巨的任务，需要操作者高度协调并反复练习，操作协调不仅是手和眼的配合，还包括左手和右手间的配合（Bradley，2001）。听起来微不足道，但是在三维空间内协调探头与穿刺针有时却颇为困难，当然也与局部解剖位置和操作本身的复杂性有关。体模模拟简单介入操作，如穿刺包裹在猪肉内的橄榄，没有超声引导介入操作经验的学员，约 70% 的人在穿刺过程中会或多或少的失去对穿刺针的控制（Sites 等，2004）。穿刺过程中不能有效地显示穿刺针可

能带来损伤，会误穿至神经内或邻近血管，引起出血、神经损伤，甚至持续性神经麻痹。也可能误穿入邻近器官，引起医源性损伤，如气胸。对初学者而言，保持穿刺针在超声图像内全程显示是超声引导穿刺中最难掌握的技术。持续的显示穿刺针尖对避免并发症至关重要，超声引导的另一个无可比拟的优势是实时显示操作过程。一步到位的良好针尖显示只需遵循一个简单规则：声像图平面内介入针穿刺法做为基本原则（任何可能的情况下）。

1.3.1 如何引导穿刺针

常言"条条大路通罗马"并不假，但对于超声引导介入穿刺而言，某些路径可能充满荆棘。

原则上，我们可以采用徒手法进行超声引导下药物注射或者使用穿刺引导架。首先，使用穿刺引导架非常吸引人：穿刺针固定在探头一侧，整个穿刺过程完全在声像图平面内显示，无需操作者考虑穿刺针的位置调节。使用穿刺引导架，没有任何穿刺经验的人，穿刺针显示率也可达到 30% 及以上。穿刺者只需选择指向靶目标所需要的穿刺架角度就可沿穿刺引导线进针。初学者应用穿刺引导架可节约穿刺时间，很快穿刺成功且收效良好。但是穿刺架与探头位置固定，穿刺针在穿刺平面内活动范围受限，同时穿刺架的角度调节有限，在进行复杂的介入操作时，穿刺架可能会带来麻烦。

徒手法要求操作者一手进针，另一手控制探头。请避免一人持针，另一人操作探头的方法，这种两人操作法已经淘汰！记住，介入操作不是胆小者的事业。勇敢起来，独自操作并享受成功（当然，也需承担失败）。徒手操作，穿刺针进针过程中位置可调且多变，有时对经验丰富者来说也很难控制。因此，在熟练专家指导下的培训非常必要，也可使用市场上可以买到的穿刺体模或者前面所谈到的简单"自制

肉片体模"进行练习。临床实践开始时，由简单的穿刺开始，自如掌握浅表组织介入技术之后，再进行复杂的操作。

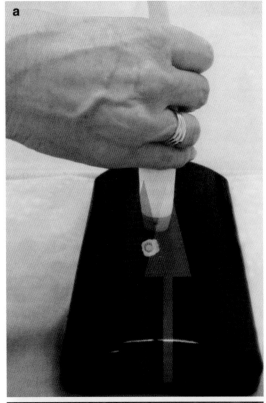

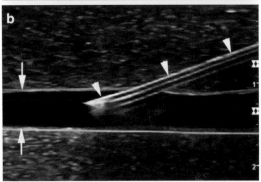

图 1.13　（a）体模模拟"平面内穿刺法"：穿刺针自探头窄边端侧刺入，穿刺路径（黄短箭）与扫查平面一致（红短箭）。（b）利用血管体模获得的平面内穿刺法声像图：穿刺针（箭头）呈线状强回声，自穿刺针刺入体模处直至进入模拟血管（短箭）内的针尖均清晰显示。

1.3.1.1 平面内穿刺法

"平面内穿刺法"是超声引导介入操作的经典技术，特别适用于外周神经的介入操作。穿刺针自探头的窄边端侧进针，整个穿刺路径位于扫查平面之内（图 1.13 a），穿刺针在声像图上呈线状，强回声结构（图 1.13 b），从进入扫查平面处的针干到穿刺针尖全部显示。基于穿刺引导探头的类型、皮肤与靶目标间的距离，有时自皮肤至靶目标间的整个穿刺针路径均可显示。平面内穿刺法也有一些缺点：

● 从皮肤到靶目标的进针路径较长，容易引起患者更多不适（实际上，平面内穿刺法到达靶目标的进针路径较平面外穿刺法长 2 ~ 3 倍）。

● 穿刺针容易从扫查平面内偏出，增加操作时间，需要频繁地调整进针方向。

● 穿刺针深方的结构被穿刺针声影遮挡。

尽管存在缺点，当经验足够丰富时，穿刺针在组织内的显示非常显著（图 1.14），这也是我们为什么一般会推荐此技术的原因。

1.3.1.2 平面外穿刺法

"平面外穿刺法"是超声引导介入操作中第二种常用技术，多被麻醉医生和疼痛科医生用于引导神经阻滞。平面外穿刺法，穿

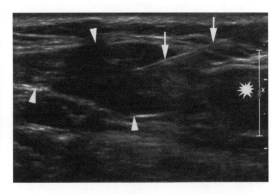

图 1.14　超声引导神经硬化，采用平面内穿刺法。穿刺针（短箭）沿扫查平面进针，刺入腓神经末端神经瘤（星号）近端的神经颈部（箭头），注射苯酚硬化剂治疗幻觉痛。

刺针沿探头宽边边缘进针，穿刺路径与扫查平面垂直（图1.15 a），声像图上穿刺针仅显示为点状强回声（图1.15 b）。这个点状强回声代表真正的穿刺针尖还是因为穿刺针倾斜，

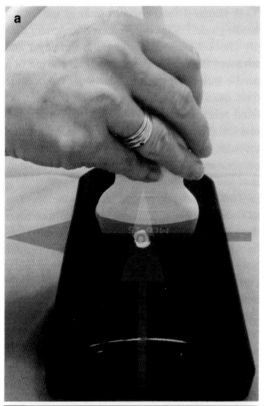

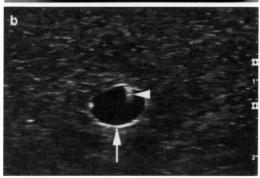

图1.15 （a）体模模拟"平面外穿刺法"：穿刺针自探头宽边边缘刺入，穿刺路径（黄短箭）与扫查平面垂直（红短箭）。（b）利用血管体模获得的平面外穿刺法声像图：穿刺针（箭头）呈点状强回声，位于模拟血管（短箭）的上缘管壁处，无法判断这个点状强回声是刺入血管腔内的穿刺针尖还是一部分倾斜的针干。

部分针干引起的声波反射，很难鉴别。这是平面外穿刺法的主要缺点。另一个同样重要的缺点是穿刺针刺向靶目标的过程中，需要持续倾斜探头朝向针尖方向。极少数情况下，如局部操作空间有限，仅容探头和穿刺针放置，平面外穿刺法可能更加可行。例如，颈部区域的穿刺，这个区域很多结构紧密相邻。根据使用的探头类型不同，一般来说探头的皮肤接触面会占据4~5cm长的空间，在颈部就会限制穿刺针的灵活机动调节，使穿刺针无法沿预先设定好的角度刺向较小的靶目标，而这个靶目标周围都是"不能碰"的重要结构。穿刺针刺向靶目标的路径选择受限，而穿刺针的把持也可能仅仅由于下颌的边缘而受到妨碍，或者碰到穿刺针或者是操作者的手。这种情况下，平面外穿刺法就可以有多种穿刺点和穿刺角度的选择（几乎可以围绕靶目标进行360°的选择）。一般来说，只要可行，我们都选择平面内穿刺法。经验丰富的操作者，应该掌握这两种技术并且能够随时转换，以备某些特殊的介入穿刺任务。

1.3.2 影响超声引导介入操作的技术因素

影响超声引导介入操作的技术因素很多，诸如超声波的物理特性、超声设备技术及超声成像软件、穿刺针材质，以及穿刺部位组织的性质和患者身体情况。本章内容不可能涉及全部这些因素，并且其他作者已经对上述影响因素做了深入探讨（Narouze，2010）。做为一般的原则，我们建议初学介入操作者熟悉他的"工具箱"，将超声仪器设置调节到适于进行介入操作！专门的条件设置明显增加穿刺针的显示率，用于超声诊断的一般条件设置对于穿刺针在组织内的显示并非理想。有些成像软件的功能，如复合成像，通常会增强穿刺针的显示。谐波成像在某些超声设备上有用，另一些则不然。操作者需要自己调试这些设置，起初

可以在体模上进行，真正开始介入操作时，再进行设置的精细调节。

市场上有专门为超声引导介入设计的穿刺针，由于一些奇妙的设计，如穿刺针上增加若干小的压痕或表面弄一些皱褶，使得穿刺针从不同角度都能反射更多的超声波，从而回声更强（Hopkins 和 Bradley，2001）。非常有趣的是，有研究表明这些设计并没有总体改进穿刺针的超声显示率，但是在一些特殊条件下有帮助，如穿刺针进针角度非常陡峭时。最简单的建议也是最多样的：

● 较粗的穿刺针显示较好（需要权衡：给患者带来更多不适，增加并发症的风险）。

● 穿刺进针点和穿刺针进针时与皮肤和探头表面的角度非常重要：进针角度在声束方向上越陡峭，回声反射越少，穿刺针显示越差。

● 记住前面讨论过的平面内穿刺法和平面外穿刺法的优缺点：平面内穿刺法通常穿刺进针角度较平，平面外穿刺法角度则陡峭。

● 尽量保证穿刺角度为 50°～60°（Bradley，2001）。为什么不选择 90°？理论上这个角度声反射最大，穿刺针显示最清晰。但是临床工作中，采用这样的角度进针仅部分可行：为了使穿刺针在扫查平面内垂直声束进针，穿刺进针点必须远离探头边缘并且跨越一段弧形的体表区域（例如，股外侧皮神经注射时，穿刺针从大腿外侧进针）。但是，这种穿刺方法不能显示皮肤进针点处的穿刺针。

● 采用探头倾斜加压手法获得较平的角度：远离穿刺点一侧的探头边缘略倾斜并加压扫查，使得声束朝向穿刺部位形成角度。特别是使用凸阵探头引导介入操作时，这是一个非常聪明的方法，但是探头对软组织用力加压会给患者带来额外的不适。使用凸阵探头时，这种不适几乎不是问题，但是线状探头的一侧边缘加压对于慢性疼痛患者而言，可能难以忍受。

1.3.3 一般建议和结论

超声引导下介入操作技术复杂，需要培训。不但需要优化各种超声成像技术，也需加强患者的管理：介入操作可能引起疼痛，需要患者配合。因此，介入操作环境应舒适、恰当。

外周神经介入操作几乎不会感染，当然清洁至关重要，必须保证设备消毒和使用消毒耦合剂。这对于深部结构和关节的介入操作更重要。

足够的培训和经验积累能够保证顺利地完成操作并且没有并发症。但是，并发症总会发生，所以要掌握相应的处理措施。用于注射的药物种类很多，每一种都有明确的药效、优点和缺点。

现代超声引导下的外周神经介入操作不仅仅限于肾上腺皮质激素注射和局部麻醉，还包括超声引导下的冷冻消融或射频消融术，也包括外周神经刺激电极置入术。

参考文献

Beekman R, van den Berg LH, Franssen H, et al(2005). Ultrasonography shows extensive nerve enlargements in multifocal motor neuropathy. Neurology, 65:305-307

Bodner G, Huber B, Schwabegger A, et al(1999). Sonographic detection of radial nerve entrapment within a humerus fracture. J Ultrasound Med, 18:703-706

Bradley MJ(2001). An in-vitro study to understand successful free-hand ultrasound guided intervention. Clin Radiol, 56:495-498

Buchberger W, Schoen G, Strasser K, et al(1991). High resolution ultrasonography of the carpal tunnel. J Ultrasound Med, 101:531-537

Burns PN, Powers JE, Hpe SD, et al(1996). Harmonic imaging: principles and preliminary results. Angiology, 47:63-69

Chiou HJ, Chou YH, Cheng SP, et al(1998). Cubital tunnel syndrome: diagnosis by high resolution ultrasonography. J Ultrasound Med, 17:643-648

Dahlin LB(1991). Aspects on pathophysiology of nerve entrapments and nerve compression injuries. Neurosurg Clin N Am, 2:21-29

Dodd GGD, Esola CC, Memel DS, et al(1996). Sonography: the undiscovered jewel of interventional radiology. Radiographics, 16:1271-1288

Filer AG, Kliot M, Howe FA, et al(1996). Application of magnetic resonance neuropathy in the evaluation of patients with peripheral nerve pathology. J Neurosurg, 85:99-309

Fornage BD(1998). Peripheral nerves of the extremities: imaging with ultrasound. Radiology, 167:179-182

Ghasemi-Esfe AR, Khalizadeh O, Vaziri-Bozorg SM, et al(2011). Color and power Doppler US for diagnosing carpal tunnel syndrome and determining its severity: a quantitative image processing method. Radiology, 261:499-506

Graif M, Seton A, Nerubali J, et al(1991). Sciatic nerve: sonographic evaluation and anatomic pathologic considertions. Radiology, 181:405-408

Grubber II, Kovacs P, Peer S, et al(2003). The ultrasonographic appearance of the femoral nerve and cases of iatrogenic impairment. J Ultrasond Med, 22:163-172

Gruber H, Peer S, Meirer R, et al(2005). Peroneal nerve palsy associated with knee luxation: evaluation by sonography-initial experiences. Am J Roentgenol, 185:1119-1125

Hopkins RE, Bradley M(2001). In-vitro visualization of biopsy needles with ultrasound: a comparative study of standard and echogenic needles using an ultrasound phantom. Clin Radiol, 56:499-502

Mallouhi A, Pülzl P, Trieb T, et al(2006). Predictors of carpal tunnel syndrome: accuracy of gray-scale and color Doppler sonography. Am J Roentgenol, 186:1240-1245

Maravilla KR, Bowen BC(1998). Imaging of the peripheral nervous system: evaluation of peripheral neuropathy and plexopathy. Am J Neuroradiol,19:1011-1023

Martinoli C, Serafini G, Bianchi S, et al(1996). Ultrasonography of peripheral nerves. J Peripher Nerv Syst, 1:169-174

Narouze NN(2010). Atlas of ultrasound-guided procedures in interventional pain management. Springer, New York. Doi:10.1007/978-1-4419-1681-5

Peer S, Bodner G, Meirer R, et al(2001). Evaluation of post-operative peripheral nerve lesions with high resolution ultrasound. Am J Roentgenol, 177:415-419

Peer s, Kovacs P, Harpf C, et al(2002). High resolution sonography of lower extremity peripheral nerves: anatomic correlation and spectrum of pathology. J Ultrasound Med, 21:315-322

Piccoli C, Merrit CRB, Forsberg F, et al(2000). Real-time compound imaging of the breast. In: Presented at the annual meeting of the American Institute of Ultrasound in Medicine, San Francisco, April 2000

Silvestri E, Martinoli C, Derchi LE, et al(1995). Echotexture of peripheral nerves: correlation between US and histologic findings and criteria to differentiate tendons. Radiology, 197:291-296

Sites BD, Gallagher JD, Cravero J, et al(2004). The learning curve associated with a simulated ultrasound guided interventional task by inexperienced anesthesia residents. Reg Anesth Pain Med, 29:544-548

Takato I, Masanori K, Takashi W, et al(2007). Ultrasonography of the tibial nerve in vasculitic neuropathy. Muscle Nerve, 35:379-382

Walker FO, Cartwright MS, Wiesler ER, et al(2004). Ultrasound of nerve and muscle. Clin Neurophysiol, 115:495-507

外周神经系统 MRI 检查介绍：基本要求与检查技术

2

Werner Judmaier

■ 崔立刚　田春艳

目　录

2.1　外周神经 MRI 检查基本要求 ………… 15

2.2　成像序列与序列设计 ……………… 21

参考文献 ………………………………… 24

2.1 外周神经 MRI 检查基本要求

自从磁共振成像（MRI）作为医疗设备成为医学影像学方法后，神经科学领域即对其产生了极大兴趣。MRI 软组织对比度高，神经组织成像异常清晰，因此颅脑和脊髓 MR 成像很快建立起一套标准的检查方法。过去的几十年中，MR 成像设备逐渐成为常规工具，其价格可以接受，因此广为使用。同时，随着成像技术的飞速发展，MR 可以获得更加详细的图像并开启了全新领域的应用。目前来说，1.5 ~ 3.0T MR 设备已经成为标准配置，它可以在可接受的成像时间内获得更为详细的图像。神经组织断面图像现在还可以和各种各样的附加扫描序列互相补充，诸如用于显示血管的各种 MR 血管成像方法；探究神经组织生物化学特征及其病理变化的 MR 波谱分析；以及通过分析组织血流灌注和脱氧效应评价神经系统功能的功能MR。晚近发展起来的 MR 技术可以评估水分子的布朗运动，称作弥散加权成像（DWI）。这种方法已经常规用于缺血性脑卒中的早期诊断，神经组织缺氧引起组织间隙的水分迁移至神经元细胞内（细胞毒性水肿），水分子自由扩散率的降低引起可计算的 MR 弥散系数下降。DWI 还可用于鉴别富含细胞的肿瘤与组织炎症或感染，或肿瘤切除后的瘢痕组织。更为有趣的是，这种方法能够评估自由布朗分子运动最主要的运动方向，使得我们能够进行脊髓或大脑内的神经传导通路显像。一旦发生损伤，就能显示神经传导通路的解剖和功能中断处。

尽管 MR 成像能力令人着迷，但目前仍主要应用在中枢神经系统及其病变。其原因是多方面的：

● 显微手术尚未发展到确认每一神经损伤的精准解剖定位。

● 神经电生理检查被认为足以确定外周神经病变的临床诊断。

● 目前广泛使用的低至中场强 MR 设备、线圈技术、硬件及软件系统还无法可靠地显示外周神经结构。

外周神经系统 MRI 检查主要用于除外周围组织对神经有无压迫，如软组织肿瘤、血肿、囊肿以及局部解剖结构异常：肌肉肥大、纤维韧带样条索、瘢痕组织等。大多数情况下，评估神经走行过程中周围软组织的情况就足以帮助诊断，而无需评估神经本身。少数情况下，如腕管综合征，需要测量正中神经的径线，评估正中神经在屈肌支持带水平的受压变平程度。有些学者，利用 T2 加权 MR 图像的信号强度评估正中神经在腕管入口近端的水肿程度（Mesgarzadeh 等，1989；Campagna 等，2009；图 2.1）。腕管综合征临床症状明显，

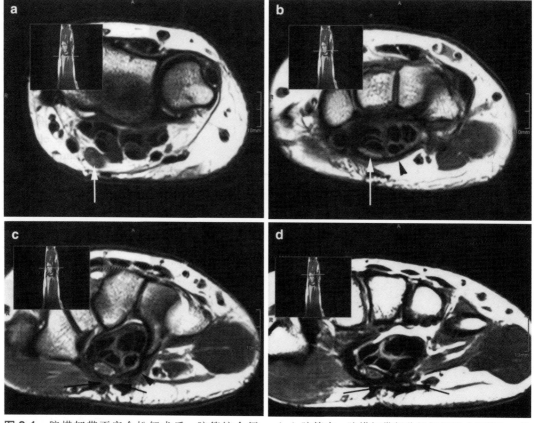

图 2.1　腕横韧带不完全松解术后，腕管综合征（CTS）复发患者。短轴切面 T2 加权 MR 图像：
（a）腕关节水平，腕横韧带近端正中神经（短箭）明显肿胀，呈高信号（高于邻近肌肉），提示神经水肿。
（b）腕管入口处，屈肌支持带与屈肌腱之间空间狭小，正中神经（短箭）明显受压扁平，该处腕横韧带完整（箭头）。
（c）腕管内，腕横韧带部分松解切开（短箭），注意腕横韧带在钩骨附着处呈弓弦样（箭头），提示局部松弛。
（d）手掌处皮下脂肪组织呈现典型的术后纤维化改变（短箭）。正中神经由于卡压引起神经水肿，范围自近端延伸至神经分叉处。

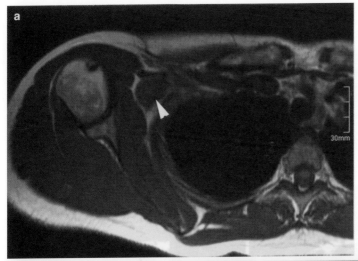

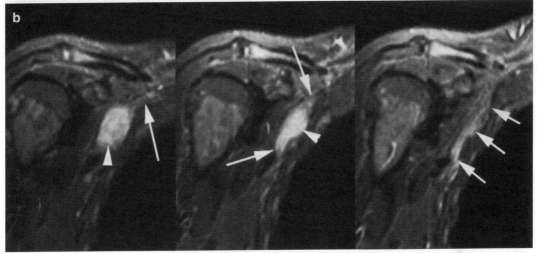

图 2.2（a）右肩关节 T1 加权横断面 MR 图像。腋窝区可见略呈卵圆形的肿物（箭头），来源不明（淋巴结？原发软组织肿瘤？）。注意肿物边缘圆锥样的增大神经断面。

（b）冠状位 T2 加权 MR 快速反转恢复序列成像（TIRM）显示肿物（箭头）源自肿大、增粗的臂丛神经（短箭），提示为原发外周神经肿瘤。最终病理组织学证实为施万细胞瘤。

电生理检查可明确诊断，MRI 多仅仅用于除外肿瘤压迫或寻找神经卡压的炎症性病因。

周围神经 MR 检查的另一适应证是诊断神经肿瘤，进行分类及随访（图 2.2）。尤其对于遗传性神经纤维瘤病患者，需要观察多根神经的多发肿瘤。这种情况下，MRI 具有很多优势：一次检查可以完成多个部位的扫查，最终不但中枢神经肿瘤，而且包括外周神经施万细胞瘤，身体各部位丛型神经纤维瘤都能一次进行评估。通过重复应用的标准扫描技术和图像存储，就能完成可信的影像随访监控。同一扫描技术图像的前后对比，可以帮助早期判断肿瘤有无增大趋势，避免最终发生恶变（Wasa等，2010）。这些重复进行，有时甚至是"全身"的 MR 检查，并不引起放射性积聚对人体的危害。

　　临床怀疑单发肿瘤源于外周神经时，MRI可以帮助明确是否存在肿瘤，例如截肢患者有无末端神经瘤或者患者有无足底莫顿瘤。尽管超声显示肿瘤是否源于神经非常有优势，但MRI对外科医师的价值更大，通过多切面显示肿瘤与周围组织的清晰解剖位置关系，MRI有利于手术计划的制订（图2.3，图2.4）。

　　外伤后神经损伤，MR能够确认有无脊髓神经根性撕脱。远端神经损伤，如外周神经牵拉伤，有时在整个神经走行路径中仅能发现损伤节段的细微信号改变。神经纤维过度牵拉造成神经水肿，继而肿胀。这些变化，利用MRI比较双侧相同部位神经的外径或者损伤处近端及远端的神经外径，采用重T2加权压脂序列

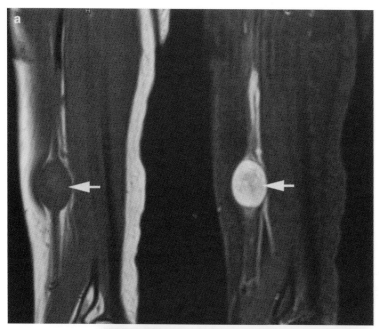

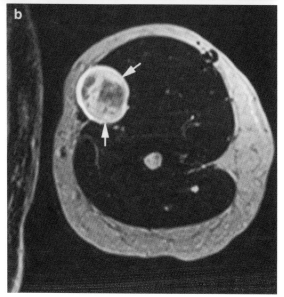

图2.3（a）左上臂矢状位T1加权（左图）和T2快速反转恢复序列（TIRM，右图）MR图像，显示"肿瘤位于弦上"（短箭）：肿瘤近端及远端肿胀的正中神经清晰显示，T1图像神经被周围脂肪组织衬托，T2图像神经明显水肿，信号增强。注意瘤体两端正中神经呈逐渐增粗的圆锥样改变。（b）横断面T2加权MR图像显示肿瘤（短箭）整个范围，位于肱二头肌沟内，内部信号不均匀。（c）系列横断面T2加权压脂成像，显示正中神经（箭头）明显增粗，信号增强，瘤体（短箭）自神经发出。

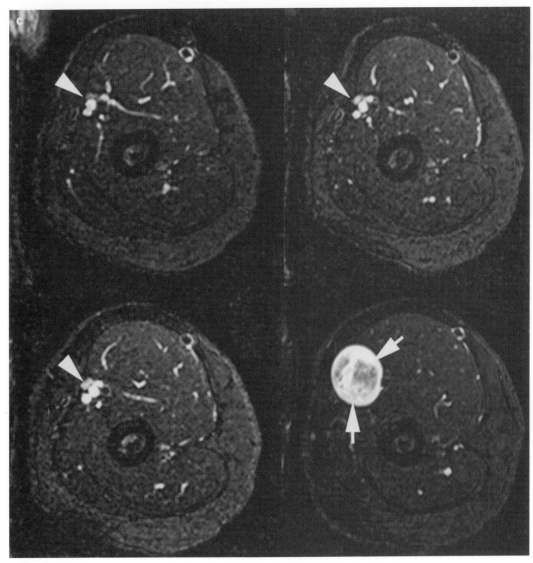

图 2.3（续）

观察神经内含水的变化，就能够显示。神经牵拉伤后 MRI T2 值变化及损伤时间与神经功能缺失相关联，这已经在外周神经牵拉伤动物模型中得到证实（Shen 等，2010）。临床上，这种方法主要用来判断臂丛和腰骶丛（单独的神经根随即汇合形成神经干）损伤。这些神经径线较粗，容易被 MRI 显示。MRI 扫描时总需包括冠状位 T2 加权像，可以同时显示双侧神经丛，以便进行患侧与健侧的信号对比。此外，

MRI 对牵拉损伤的其他改变也很敏感，如肌肉水肿或撕裂、骨折、血肿。弥漫性的神经周围脂肪组织肿胀可以提示牵拉剪切伤的部位及严重程度。

MRI 可以确切地显示直径 2mm 以上的外周神经。T1 加权图像常用于显示解剖细节，与周围的肌肉相比，神经信号为中等强度。为了能够区分神经纤维与肌纤维，我们需要依靠产生不同信号的组织，这些组织位于神经与

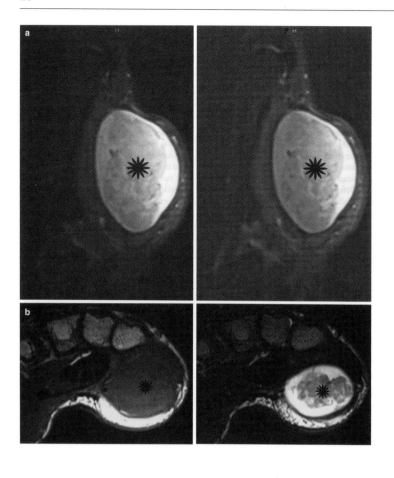

图 2.4 尺神经施万细胞瘤（星号）。（a）手部矢状断面快速自旋回波（TSE）T1（左图）和 T2 快速反转恢复序列（TIRM）（右图）MR 图像。肿瘤近端，一部分与肿瘤相连的尺神经可见显示，神经近肿瘤处呈圆锥形肿胀，即：肿物伴神经尾。（b）横断面 TSE T1（左图）和 T2 加权（右图）MR 图像显示瘤体范围，瘤内呈现典型的施万细胞瘤特征：信号不均匀。

肌肉或骨骼之间。明显的例子是脊柱矢状断面 MRI 图像，由于神经周围包绕明显的脂肪组织，胸椎和腰椎段神经孔内的脊髓神经根和神经节显示清晰。而颈椎段神经孔内脂肪组织明显减少，以至于神经根显示欠清晰，体重指数低的患者更是如此。较大的神经，周围有足够的脂肪组织包绕，脂肪组织在 T1 图像上呈高信号，使得神经容易显示。更大的神经，如坐骨神经，神经束之间也有脂肪组织，利于神经显示。小的神经，紧邻肌肉或走行于肌肉内，缺乏脂肪组织包绕，妨碍神经显示，甚至神经径线在 MRI 分辨力之内也无法识别。因此，外周神经系统 MRI 检查的常规应用受到一些限制：除颈丛、臂丛、腰骶丛神经外，上肢常规进行 MRI 检查的较大神经包括前臂近端的桡神经、尺神经和正中神经，以及腕关节附近

的正中神经和尺神经。下肢神经包括坐骨神经、胫神经和腓神经（可显示至小腿段）（Maravilla 和 Bowe，1998）。

MRI 评估细小神经病变受限，特别对于退行性神经病变。这些病变引起的神经继发水肿反应轻微，T2 图像无法显示神经肿胀和信号增加。急性炎性病变，造影增强图像可以显示神经明显强化。然而，慢性炎症病变，炎症反应轻微，很难出现病理性的高灌注反应。不过，MRI 在这些神经病变中仍有很大的诊断价值。受累肌群失去神经支配后，信号发生改变，很容易被 MRI 显示。失去神经支配后，早期肌肉水肿，晚期肌肉萎缩，脂肪变性。这些改变都能确切指出神经病变部位，尽管神经自身的结构损伤无法显示（Chhabrand 和 Andreisek，2012）。

2.2 成像序列与序列设计

外周神经 MR 检查的第一要求是对成像区域详细的解剖结构显示，最佳的成像序列是自旋回波或快速自旋回波序列 T1 加权成像。成像过程中，沿神经走行方向调整图像角度，随后垂直神经走行方向做短轴切面图像。这些序列组织成像信号强，成像像素很小时也几乎没有背景噪声信号干扰图像对比度。几乎全部 MR 设备都可以进行这些序列成像，不过，静态磁场越强，回波信号越强。低场强 MR 设备，如预获得同样高信号，高细节分辨率的图像，需要增加射频脉冲激发次数。两次脉冲激发意味着同一图像平面成像两次，图像重建前两次信号进行平均。但是，增加的信噪比倍数仅为系数 $\sqrt{2}$。而磁场强度从 1.5 T 增加至 3.0 T 后，信号强度几乎可增加 2 倍。使用 1.5 T 设备达到同样的信噪比，则需完成四次激发，成像时间也延长 4 倍。尽管低场强 MR 设备可以获得评价外周神经系统所需的精细解剖图像，但是耗费时间，在日常临床诊断应用中成为问题。

除静态磁场强度外，线圈技术对产生最佳的磁共振信号也至关重要。线圈类似天线，捕捉人体内的磁共振信号。线圈越小，捕捉信号的能力越强，但扫描区域和扫描深度也同时减小。尖端的多通道阵列表面线圈极大地提高了图像分辨率。这种技术将一组小线圈组装为一个整体，对 MR 设备硬件及软件系统要求很高，因此价格不菲。但是，这种设备可以完成人体更多区域的精细成像，同时扫描时间合理，无明显延长。

外周神经 MR 成像第二组常规应用序列为快速自旋回波 T2 加权脂肪饱和成像。还可选择 T2 加权短 T1 反转回波成像（STIR），这个序列与前者类似，但脂肪信号被抑制。这些序列成像过程中扫描区域产生的信号较少，容易被背景噪声信号干扰，低场强设备时更易发生，因此对 MR 设备要求更高。不过，序列获得的图像对诊断非常有益，成像信号主要显示解剖结构内的水成分，因此对任何组织的水肿非常敏感。正常细小外周神经不能被显示，一旦神经水肿增粗，神经内水成分增加，则显示清晰（图 2.5）。任何原因引起神经内的水成分增加都能被显示，例如神经卡压，牵拉伤后改变（机械性水肿），感染（炎症性水肿）或

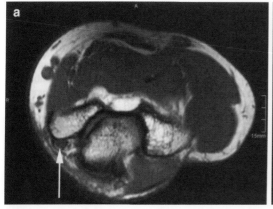
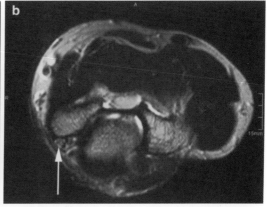

图 2.5（a）肱骨髁水平肘部短轴切面 T1 加权 MR 图像。短箭所致为增粗的尺神经，周围脂肪包绕，紧邻骨表面。

（b）同一位置，T2 加权 MR 图像显示肿胀神经内的水肿改变（短箭）。

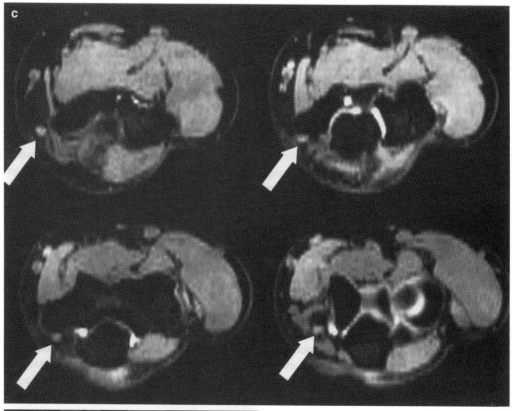

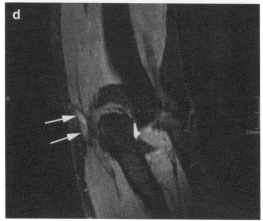

图 2.5 （续）（c）三维双回波稳态序列（DESS 3D）选择性水激发成像，系列重建短轴切面 MRI：尺神经（短箭）信号明显增强（神经水肿），使其在肘管近端、肘管内、肘管远端的走行清晰显示。

（d）原始 3D DESS 数据冠状位 MRI 显示尺神经（短箭）走行在肱骨内上髁后方。

神经肿瘤。肿瘤内水分增加包含了机械性水肿和肿瘤生长所致免疫反应引起的炎症性水肿。

外周神经系统 MRI 检查通常无需使用造影剂。但是，当怀疑患者为感染性病变时，可经静脉注射钆造影剂。炎症反应引起神经束高血流灌注，可被造影剂"染色"。同时，血管内皮通透性增加，造影剂外溢，更多聚焦在细胞外间隙。为增强造影显像效果，采用脂肪抑制 T1 序列消除正常脂肪组织的高信号，仅保留充血、高灌注组织内的造影剂信号。为区别造影剂增强信号与正常组织内的高信号，造影剂注射前后必须采用相同的成像序列。

图 2.6 复发的腕管综合征患者（图 2.1 同一患者）。方向敏感性弥散加权成像，即弥散张量成像（DTI）允许在神经束内重建水分子运动三维图像。完整的神经可以被全程显示，通过一些种子点，计算机可以沿神经走行方向重建图像，并通过颜色显示水分子的运动方向。注意原始矢状断面图像上显示正中神经在腕管处受压（短箭）。

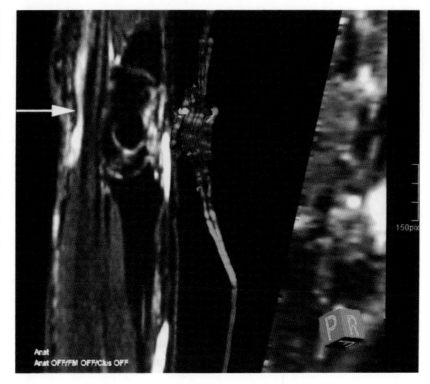

当怀疑神经肿瘤时，总需静脉注射造影剂显像。钆造影剂显像可以提供肿瘤血流灌注程度的重要信息，帮助识别瘤体内的坏死区域，有时还可明确肿瘤类型。

注射造影剂前后可以选择使用脂肪饱和自旋回波或快速自旋回波序列，或者短 TE 容积三维梯度回波序列脂肪饱和成像或水激发成像。尽管这些序列显示聚焦在组织内的造影剂 T1 信号非常强，但是解剖结构显示清晰度较差，易于产生各种图像伪像。

类似的，T2* 加权三维序列也可替代或补充 T2 及短时反转恢复序列（STIR），来显示外周神经水肿表现。容积数据采集方法的优势在于三维数据图像重建，即使走行扭曲的神经，通过二次描计，曲线重建也可在单一平面内显示。

除传统的 T1 加权、T2 加权自旋回波或快速自旋回波成像和三维成像之外，各种现代、更加高端的成像技术正在研发中，用于外周神经解剖，甚至是功能评价。

其中一种新技术称为磁化传递成像，重点关注神经组织中蛋白质结合水与自由水之间的比例和质子交换率（Gambarota 等，2012）。尽管不同径线的神经之间，磁化传递比率存在生理差异（可能是所含神经束不同所致），但是与相似径线神经或健侧同一神经比较，磁化传递比率对神经损伤非常敏感。不过，这一方法的价值还有待于临床验证。

另一方面，弥散加权成像（DWI）已经成为标准扫描序列，广泛用于中枢神经系统 MR 成像。全身 MR 显像时，也可方便显示外周神经（Yamashita 等，2009）。除水分子的自由布朗运动强度之外，它们的优势运动方向也可用弥散加权成像评估。水分子的运动受细胞膜阻止，其最主要的运动方向沿神经束通路走行（图 2.6）。在中枢神经系统，神经传导束弥散特性存在各向异性，这种差异可用来显示脊髓和大脑内神经纤维的走行路径。其中一个重要的临床应用价值在于术前评估神经传导束受压移位情况，以便在切除大脑内占位性病变时保护传导束的完整性。这种不同的 DWI 方法称做弥散张量成像（DTI），在外周神经系统的应用结果也令人鼓舞。不但可以显示神经传导束本身，还可评价其完整性（Skorpil 等，2007；Kakuda 等，2011），但是这种方法固有的缺点是信噪比低。想要获得细小外周神经的满意图像，必须使用高施加梯度磁场，当然最好也是高场强 MR 设备。

参考文献

Campagna R, et al(2009). MRI assessment of recurrent carpal tunnel syndrome after open surgical release of the median nerve. Am J Roentgenol, 193(3):644-650

Chhabrand A, Andreisek G(2012). Magnetic resonance neurography. Jaypee Brothers Medical Publishers, New Delhi

Gambarota G, et al(2012). Magnetic resonance imaging of peripheral nerves: differences in magnetization transfer. Muscle Nerve, 45:13-17

Kakuda T, et al(2011). Diffusion tensor imaging of peripheral nerve in patients with chronic inflammatory demyelinating polyradiculoneuropathy: a feasibility study. Neuroradiology, 53(12):955-960

Maravilla KR, Bowe BC(1998). Imaging of the peripheral nervous system: evaluation of peripheral neuropathy and plexopathy. Am J Neuroradiol, 19:1011-1023

Mesgarzadeh M, et al(1989). Carpal tunnel: MR imaging. Part Ⅱ. Carpal tunnel syndrome. Radiology, 171:749-754

Shen J, et al(2010). MR neurography: T1 and T2 measurements in acute peripheral nerve traction injury in rabbits. Radiology, 254(3):729-738

Skorpil M, et al(2007). Diffusion-direction-dependent imaging: a novel MRI approach for peripheral nerve imaging. Magn Reson Imaging, 25(3):406-411

Wasa J, et al(2010). MRI features in the differentiation of malignant peripheral nerve sheath tumors and neurofibromas. Am J Roentgenol, 194(6):1568-1574

Yamashita T, et al(2009). Whole-body magnetic resonance neurography. N Engl J Med, 361:538-539

颈部神经

Verena Spiss, Siegfried Peer,
Werner Judmaier, Erich Brenner
■ 江 凌

3

目 录

3.1　　绪论 ······················· 25

3.2　　颈部神经：局部解剖概要 ············· 27
3.2.1　甲状腺旁区（迷走神经） ············· 28
3.2.2　胸锁乳突肌区（膈神经） ············· 29
3.2.3　颈外侧三角区（副神经） ············· 30

3.3　　臂丛神经：局部解剖概要 ············· 31
3.3.1　颈椎节段定位 ·················· 32
3.3.2　椎旁区（臂丛：神经根水平） ········· 33
3.3.3　斜角肌间隙（臂丛：神经干水平）··· 35
3.3.4　锁骨上区（臂丛：神经干水平）······ 37

参考文献 ························ 38

3.1 绪论

掌握必要的解剖知识后，即使是颈部神经和臂丛神经这样局部解剖结构复杂的神经也能被高分辨率超声清晰显示（HRUS）。在颈部这样的解剖结构复杂区域，由于局部走行的结构很多，有时很难识别出典型的神经结构。

12对脑神经自颅底发出，大部分穿经颅底骨性通道，因此多数不适合超声检查。只有少数神经，如副神经和迷走神经可以在颅外走行区域被超声显示。

迷走神经是第10对脑神经，为人体内最大的副交感神经。自延髓发出后，由颈静脉孔出颅，进入颈动脉鞘，位于颈内动脉和颈内静脉之间，朝向颈部、胸部和腹部走行。

颈动脉窦水平是迷走神经超声检查的最佳位置，此处神经位于颈内静脉和颈总动脉后方的三角形区域内。

副神经由颅根和脊髓根融合而成。与迷走神经一样由颈静脉孔出颅，随即分为内、外两支。内支融入迷走神经。外支主要为运动神经，纤维来自$C_1 \sim C_3$颈神经根。外支神经纤维恰位于胸锁乳突肌深方时浅出，沿胸锁乳突肌、斜方肌和锁骨围成的颈外三角下行，在斜方肌腹侧进入该肌，并与颈丛的一些分支共同支配斜方肌。副神经具有较长的一段浅表走行范围，容易发生医源性损伤，成为颈部一些常规手术的并发症。如颈淋巴结清扫术、淋巴结活检术和颈静脉置管术。当然，不同类型的颈部外伤，甚至深度按摩，都是已知副神经功能障碍或麻痹的原因。临床表现为局部疼痛、肌肉僵硬、垂肩（翼状肩胛骨）。

颈丛神经，特别是膈神经损伤的最常见原因是心胸手术或颈部手术所致的医源性损伤。膈神经主要来自第 4 对颈神经，第 3 对和第 5 对颈神经部分参与。膈神经自颈部下行支配横膈，以及纵隔胸膜、心包、胸腹腔边界处的腹膜。膈神经在颈部邻近前斜角肌，在锁骨下动脉前方，锁骨下静脉后方进入胸腔，走行于前纵隔，位于纵隔胸膜与心包之间。膈神经发出运动纤维支配膈肌，其感觉纤维分布心包、纵隔、胸膜和膈腹膜。

臂丛是一组精细的神经网络，由下四对颈神经和第一对胸神经（C_5~T_1）根前支组成。神经自脊髓发出后，经由颈部，穿行腋窝达上肢，支配整个上肢的肌肉运动和皮肤感觉，仅斜方肌由副神经支配，邻近腋窝的皮肤由肋间神经臂丛支支配。臂丛按照不同节段分为根、干、股、束和神经分支。在锁骨上区，臂丛形成上、中、下三干。每干之间的神经纤维相互交叉，形成围绕腋动脉的内侧束、外侧束和后束。这些神经束最终形成上肢三条主要神经（正中神经、尺神经和桡神经）和腋神经、肌皮神经，以及一些皮神经。臂丛神经干的最佳扫查位置在斜角肌间隙，短轴切面扫查，探头略向头侧倾斜，神经干呈结节样的低回声结构，周围包绕疏松结缔组织和脂肪组织。超声鉴别和显示臂丛神经根的基本方法是识别 C_7 横突，与其他颈椎横突相比，C_7 横突无前结节。识别这一解剖标志后，探头逐步向头侧移动，只需逐一计数颈椎横突，就可确认相应神经根。最终，神经根的声像图显示为低回声小结节，位于椎体旁，颈椎横突后结节前方。

臂丛神经病变，或更精确的臂丛神经外伤性损伤，在青少年患者中十分常见。成人臂丛神经损伤报道最多的原因是暴力撞击伤，如汽车、摩托车、滑雪或登山事故。儿童臂丛神经损伤多见于产伤。

众所周知，但相对罕见的胸廓出口区域神经血管压迫综合征，称做"胸廓出口综合征"（TOS）。通常原因是局部解剖变异或异常，如颈肋或周围组织肿物压迫。典型的临床表现包括患肢疼痛、麻木、感觉异常、指端雷诺现象和肌肉萎缩。

3.2 颈部神经：局部解剖概要

图 3.1 颈部神经局部体表解剖图，标线代表解剖切面经过的位置（图 3.2a~c）。

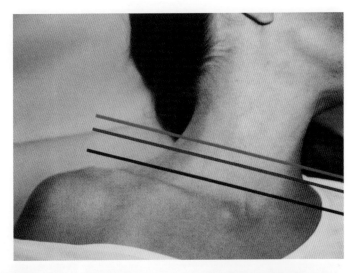

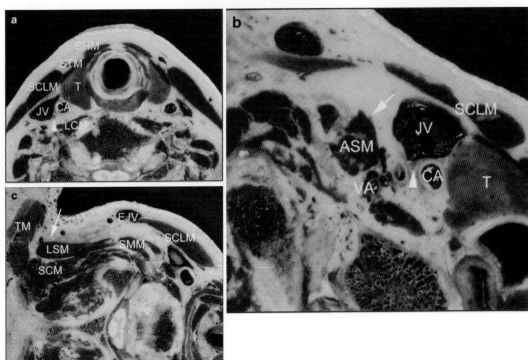

图 3.2（a）经甲状腺旁区域横断面解剖切面图（图 3.1 中红线所示）。迷走神经（箭头）位于颈动脉（CA）和颈内静脉（JV）之间的脂肪间隙内 = "颈动脉空隙"；SCLM，胸锁乳突肌；STM，胸骨甲状肌；SHM，胸骨舌骨肌；LCM，颈长肌；T，甲状腺。（b）经胸锁乳突肌横断面解剖切面图（图 3.1 中蓝线所示）。迷走神经（箭头）；膈神经（短箭）位于前斜角肌（ASM）前方；SCLM，胸锁乳突肌；CA，颈动脉；JV，颈内静脉；VA，椎动脉；T，甲状腺。（c）经颈外侧三角区横断面解剖切面图（图 3.1 中绿线所示）。副神经（短箭）邻近肩胛提肌（LSM）边缘，斜方肌（TM）前方。SCM，颈夹肌；SMM，中斜角肌；SCLM，胸锁乳突肌；EJV，颈外静脉。

3.2.1 甲状腺旁区（迷走神经）

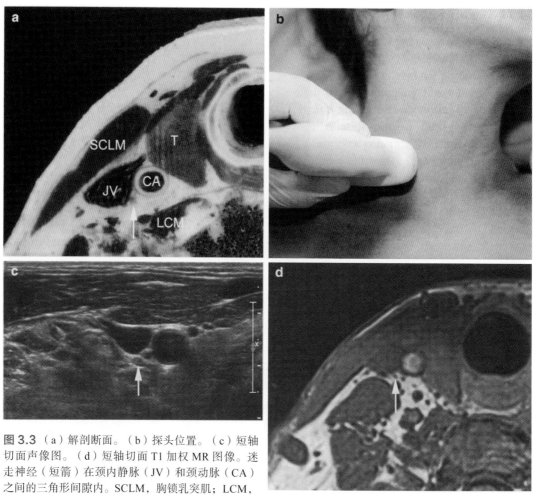

图3.3 （a）解剖断面。（b）探头位置。（c）短轴切面声像图。（d）短轴切面T1加权MR图像。迷走神经（短箭）在颈内静脉（JV）和颈动脉（CA）之间的三角形间隙内。SCLM，胸锁乳突肌；LCM，颈长肌；T，甲状腺。

（e）迷走神经（箭头）长轴切面声像图，显示神经位于胸锁乳突肌（SCLM）和颈内静脉（JV）深方。

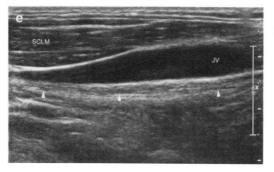

3.2.2 胸锁乳突肌区（膈神经）

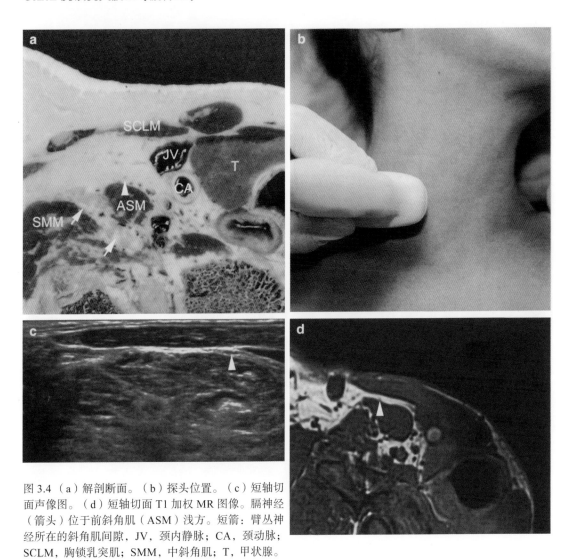

图 3.4 （a）解剖断面。（b）探头位置。（c）短轴切面声像图。（d）短轴切面 T1 加权 MR 图像。膈神经（箭头）位于前斜角肌（ASM）浅方。短箭：臂丛神经所在的斜角肌间隙，JV，颈内静脉；CA，颈动脉；SCLM，胸锁乳突肌；SMM，中斜角肌；T，甲状腺。

（e）膈神经（短箭）长轴切面声像图，显示神经位于前斜角肌（ASM）浅方。

3.2.3 颈外侧三角区（副神经）

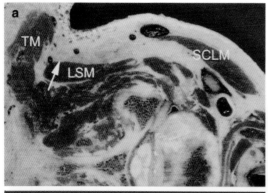

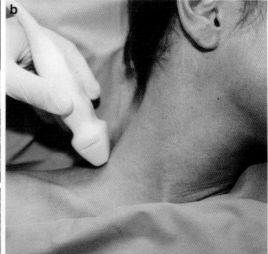

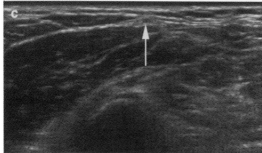

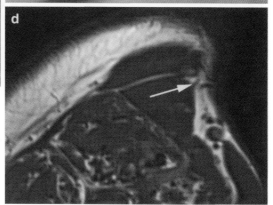

图 3.5 （a）解剖断面。（b）探头位置。（c）短轴切面声像图。（d）短轴切面 T1 加权 MR 图像。副神经（短箭）位于肩胛提肌（LSM）浅方。SCLM，胸锁乳突肌；TM，斜方肌。

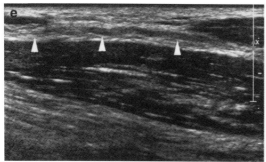

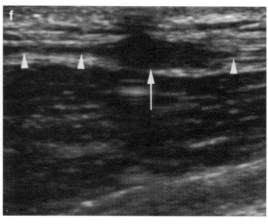

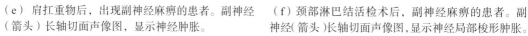

（e）肩扛重物后，出现副神经麻痹的患者。副神经（箭头）长轴切面声像图，显示神经肿胀。

（f）颈部淋巴结活检术后，副神经麻痹的患者。副神经（箭头）长轴切面声像图，显示神经局部梭形肿胀。

3.3 臂丛神经：局部解剖概要

图 3.6 颈部臂丛神经局部体表解剖图，标线代表解剖切面经过的位置（图 3.7a ~ c）。

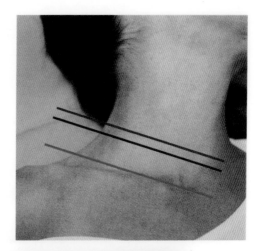

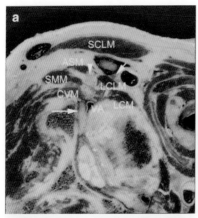

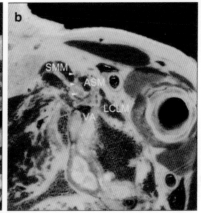

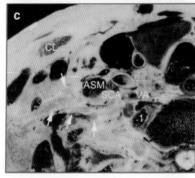

图 3.7 （a）经椎体旁区横断面解剖切面图＝臂丛神经根水平（图 3.6 中红线所示）。C$_6$ 神经根（长箭）自神经孔发出，紧邻椎动脉（VA）。C$_5$ 神经根（箭头）已经进入斜角肌间隙。ASM，前斜角肌；SMM，中斜角肌；LCM，头长肌；LCLM，颈长肌；SCLM，胸锁乳突肌；CVM，颈肌（颈最长肌和颈髂肋肌）。迷走神经（短箭）位于颈总动脉和颈内静脉间的三角形间隙内（见图 3.3）。（b）经斜角肌间区横断面解剖切面图（图 3.6 中蓝线所示）。颈神经根（箭头）走行于斜角肌间隙，神经根将相互交汇形成神经干。ASM，前斜角肌；SMM，中斜角肌；LCLM，颈长肌；VT，椎动脉。（c）经锁骨上窝区横断面解剖切面图（图 3.6 中绿线所示）。颈神经根（短箭）行出斜角肌间隙后，逐渐向血管束（SCA，锁骨下动脉）和前斜角肌（ASM）外侧缘汇聚。CL，锁骨，1，第一肋椎关节；VA，椎动脉。

3.3.1 颈椎节段定位

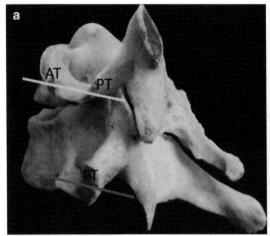

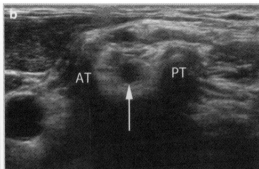

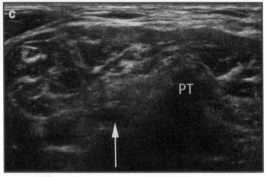

图 3.8 （a）C_6 和 C_7 颈椎标本侧位图，C_6 横突呈现典型的前结节（AT）和后结节（PT）特征，而 C_7 横突无前结节结构，标线代表声像图经过切面。（b）经过第 6 颈椎横突横断面声像图（图 a 中黄线所示），显示 C_6 神经根（短箭）和横突前结节（AT）及后结节（PT）。（c）经过第 7 颈椎横突横断面声像图（图 a 中绿线所示），显示 C_7 神经根（短箭）和后结节（PT）。

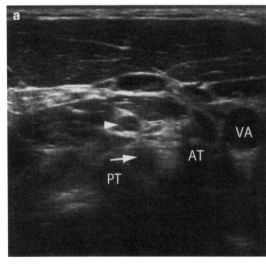

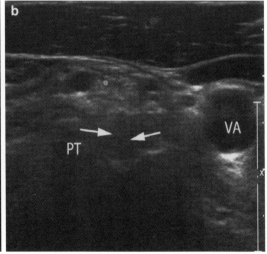

图 3.9（a）臂丛神经麻痹患者，经过 C_6 横突横断面声像图，显示神经根（短箭）肿胀，边界不清。明显的横突前结节（AT）和后结节（PT）帮助识别确认 C_6 神经根。箭头：C_5 神经根；VA，椎动脉。

（b）另一臂丛神经麻痹患者，声像图显示神经根（短箭）肿胀，边界不清。根据颈椎横突仅存在后结节（PT）而无前结节的特征，可以确认为 C_7 神经根。VA，椎动脉。

3.3.2 椎旁区（臂丛：神经根水平）

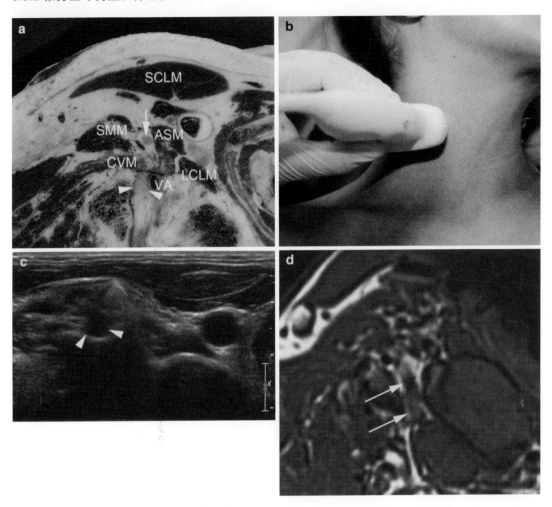

图 3.10 （a）解剖断面。（b）探头位置。（c）短轴切面声像图。（d）短轴切面 T1 加权 MR 图像。C_6 神经根（箭头）行出颈椎神经孔，邻近椎动脉（VA）。C_5 神经根（短箭）已经走行至斜角肌间隙。

ASM，前斜角肌；SMM，中斜角肌；LCLM，颈长肌；SCLM，胸锁乳突肌；CVM，颈肌（颈最长肌和颈髂肋肌）

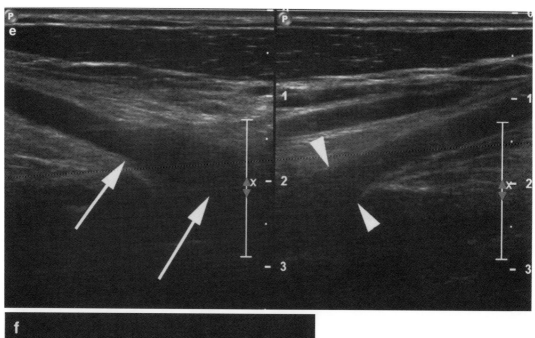

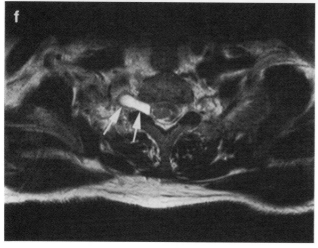

图 3.10 （e）椎体旁臂丛神经根长轴切面声像图，显示右侧 C₇ 神经由于根性撕脱伤，神经根处神经鞘内空虚（短箭）。左侧正常神经鞘及神经根（箭头）。

（f）相应的 T2 加权 MR 图像确认为神经孔处根性撕脱伴假性脑脊膜膨出（短箭）。

3.3.3 斜角肌间隙（臂丛：神经干水平）

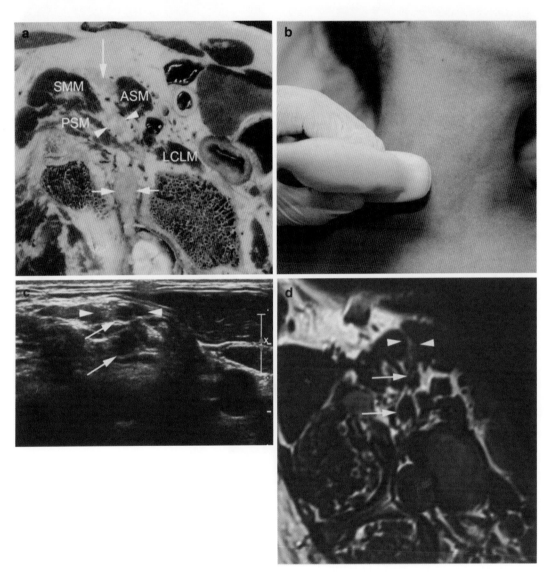

图 3.11 （a）解剖断面。（b）探头位置。（c）短轴切面声像图。（d）短轴切面 T1 加权 MR 图像。臂丛神经干（短箭：C$_7$ 神经根，箭头：臂丛神经中干，长箭：臂丛神经上干）走行于斜角肌间隙（箭头）。ASM，前斜角肌；SMM，中斜角肌；SPM，后斜角肌；LCLM，颈长肌。

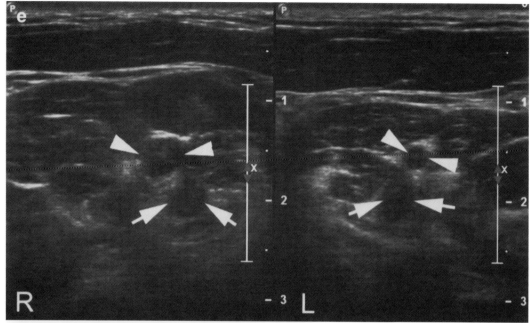

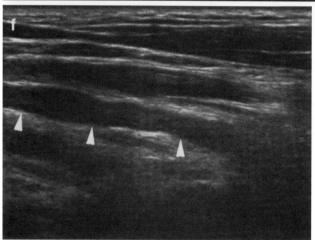

图 3.11 （e，f）外伤后，臂丛神经麻痹患者。斜角肌间隙短轴切面（e）和长轴切面（f）声像图。双侧对比扫查显示，右侧（R）斜角肌间隙内 C_5 神经根（箭头）明显肿胀，左侧（L）C_5 神经根（箭头）及双侧 C_6 神经根（短箭）正常。（f）右侧 C_5 神经根（箭头）长轴切面声像图，显示神经外形由于牵拉和水肿而呈波浪状。

3.3.4 锁骨上区（臂丛：神经干水平）

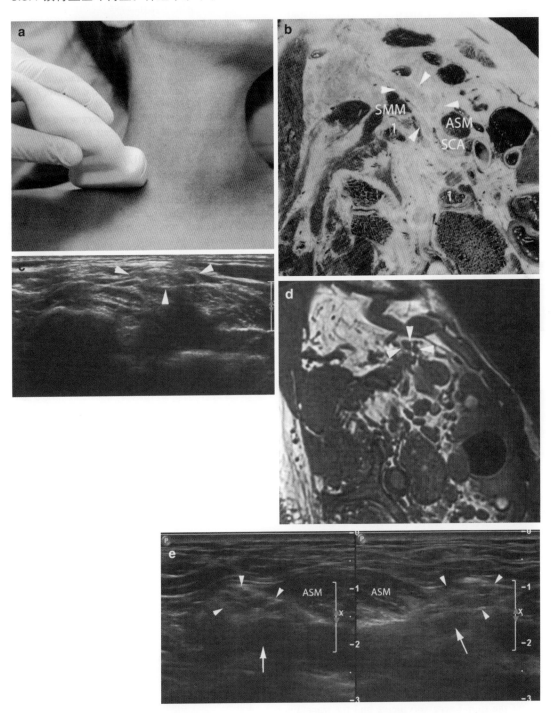

图 3.12（a）探头位置。（b）解剖断面。（c）短轴切面声像图。（d）短轴切面 T1 加权 MR 图像。臂丛神经出斜角肌间隙后分布于锁骨上区（箭头）。ASM，前斜角肌；SMM，中斜角肌；SCA，锁骨下动脉；1，切断的第 1 肋内侧端和外侧端。（e）右上肢外伤后，臂丛神经不完全麻痹患者。双侧锁骨上区对比扫查显示臂丛神经（箭头）出斜角肌间隙后，右侧 C_8 神经根（短箭）较对侧明显肿胀。ASM，前斜角肌。

参考文献

Agten A, Maes K, et al(2012). Bortezomib partially protects the rat diaphragm from ventilator-induced diaphragm dysfunction. Crit Care Med, 40(8):2449-2455

Ahmed AA(2012). Dysfunction of the diaphragm. N Engl J Med, 366(21):2036-2037; author reply 2037

Armstrong JD, 2nd(2012). Dysfunction of the diaphragm. N Engl J Med, 366(21):2036; author reply 2037

Asquier C, Troussier B, et al(1996). Femoral neuralgia due to degenerative spinal disease A retrospective clinical and radio-anatomical stude of one hundred cases. Rev Rhum Engl Ed, 63(4):278-284

Beastrom N, Lu H, et al(2011). Mdx(5)cv mice manifest more severe muscle dysfunction and diaphragm force deficits than do mdx mice. Am J Pathol, 179(5):2464-2474

Boczkowski J, Lisdero CL, et al(1999). Endogenous peroxynitrite mediates mitochondrial dysfunction in rat diaphragm during ednotoxemia. FASEB J, 13(12):1637-1646

Caron MA, Debigare R, et al(2011). Diaphragm and skeletal muscle dysfunction in COPD. Rev Mal Respir, 28(10):1250-1264

Caralho GA, Nikkhah G, et al(1997). Diagnosis of root avulsions in traumatic brachial plexus injuries: value of computerized tomography myelography and magnetic resonance imaging. J Neurosurg, 86(1):69-76

Goligher EC, Ferguson ND, et al(2012). Ventilator-induced diaphragm dysfunction: from mice(hopefully) to men. Anesthesiology, 117:463-464

Harpf C, Rhomberg M, et al(1999). Iatrogenic lesion of the accessory nerve in cervical lymph node biopsy. Chirurg, 70(6):690-693

Hudson MB, Smuder AJ, et al(2012). Both high level pressure support ventilation and controlled mechanical ventilation induce diaphragm dysfunction and atrophy. Crit Care Med, 40(4):1254-1260

Ishizaki M, Maeda Y, et al(2011). Rescue from respiratory dysfunction by transduction of full-length dystrophin to diaphragm via the peritoneal cavity in utrophin/dystrophin double knockout mice. Mol Ther, 19(7):1230-1235

Kierner AC, Zelenka I, et al(2000). Surgical anatomy of the spinal accessory nerve and the trapezius branches of the cervical plexus. Arch Surg, 135(12): 1428-1431

Kim WY, Such HJ, et al(2011). Diaphragm dysfunction assessed by ultrasonography: influence on weaning from mechanical ventilation. Crit Care Med, 39(12):2627-2630

Liss AG, af Ekenstam FW, et al(1995). Changes in the spinal terminal pattern of the superficial radial nerve after a peripheral nerve injury. An anatomical study in cats. Scand J Plast Resconstr Surg Hand Surg, 29(2):117-131

McCool FD, Tzelepis GE(2012). Dysfunction of the diaphragm. N Engl J Med, 366(1):932-942

Mirjalili SA, Muirhead JC, et al(2012). Ultrasound visualization of the spinal accessory nerve in vivo. J Surg Res, 175(1):e11-e16

Miyata K, Kitamura H(1997). Accessory nerve damages and impaired shoulder movements after neck dissections. Am J Otolaryngol, 18(3):197-201

Mrozek S, Jung B, et al(2012). Rapid onset of specific diaphragm weakness in a healthy murine model of ventilator-induced diaphragmatic dysfunction. Anesthesiology, 117:560-567

Peer S, Bodner G(2008). High-resolution sonography of the peripheral nervous system. Springer, Berlin/Heidelberg

Perlmutter GS, Apruzzese W(1998). Axillary nerve injuries in contact sports: recommendation for treatment and rehabilitation. Sports Med, 26(5):351-361

Peterson JM, Kline W, et al(2011). Peptide-based inhibition of NF-kappaB rescues diaphragm muscle contractile dysfunction in a murine model of Duchenne muscular dystrophy. Mol Med, 17(5-6):508-515

Platzer W(2009). Taschenatlas Anatomie, Bewegungs-sapparat. Thieme-Verlag, Stuttgart.

Resnick D, Niwayama G, et al(1981). Spinal vacuum phenomena: anatomical study and review. Radiology, 139(2):341-348

Smuder AJ, Min K, et al(2012). Endurance exercise attenuates ventilator-induced diaphragm dysfunction. J Appl Physiol, 112(3):501-510

Testelmans D, Maes K, et al(2006). Rocuronium exacerbates mechanical ventilation-induced diaphragm dysfunction in rats. Crit Care Med, 34(12):3018-3023

Trepel M(2011). Neuroanatomie, 5. Auflage. Urban & Fischer-Verlag, Elsevier.

van Hees HW, Schellekens WJ, et al(2012). Titin and diaphragm dysfunction in mechanically ventilated rats. Intensive Care Med, 38(4):702-709

Wiater JM, Biglinai LU(1999). Spinal accessory nerve injure. Clin Orthop Relat Res, 368:5-16

Yang LJ, Chang KW, et al(2012). A systematic review of nerve transfer and nerve repair for the treatment of adult upper brachial plexus injury. Neurosurgery, 71(2):417-429

上肢神经

4

Michaela Plaikner, Hannes Gruber,
Werner Judmaier, Erich Brenner
■ 蒋 洁

目 录

4.1 绪论 ……………………………………… 40

4.2 腋窝和上臂神经：局部解剖概要 ……… 42
4.2.1 腋窝区（上肢神经起点）……………… 43
4.2.2 上臂近端
（正中神经、尺神经、桡神经）…… 44
4.2.3 上臂近端外侧三角肌水平
（肌皮神经）……………………… 45
4.2.4 上臂中部前外侧（肌皮神经）……… 46
4.2.5 肱二头肌沟（正中神经、
尺神经、前臂内侧皮神经）……… 47
4.2.6 桡神经沟（桡神经）………………… 48

4.3 肘部神经：局部解剖概要 …………… 49
4.3.1 肘前区（肘关节上方正中神经）…… 50
4.3.2 肘前区（肘关节下方正中神经）…… 51
4.3.3 肘关节近端外侧区（桡神经分叉）… 52
4.3.4 肘前区
（桡神经浅支和骨间后神经）……… 53
4.3.5 Frohse 腱弓（桡神经深支）……… 54
4.3.6 肘管入口（尺神经）………………… 55
4.3.7 肘管（尺神经）……………………… 56
4.3.8 肘管出口（尺神经）………………… 57

4.4 前臂和手部神经：解剖概要 ………… 58
4.4.1 前臂远端旋前方肌水平
（正中神经、尺神经）…………… 59
4.4.2 前臂远端桡尺关节水平
（正中神经、尺神经）…………… 60
4.4.3 腕管入口（正中神经）……………… 61
4.4.4 腕管中部（正中神经）……………… 62
4.4.5 腕管出口（正中神经）……………… 63
4.4.6 前臂远端：正中神经掌支 ………… 64
4.4.7 腕管：正中神经鱼际支 …………… 65
4.4.8 掌骨水平（指总神经）……………… 66
4.4.9 指骨水平（指固有神经）…………… 67
4.4.10 前臂近端（桡神经浅支）………… 68
4.4.11 前臂远端（桡神经浅支）………… 69
4.4.12 第一组伸肌腱骨纤维管
（桡神经浅支）…………………… 70
4.4.13 手背部（桡神经浅支）…………… 71
4.4.14 腕部（桡神经深支）……………… 72
4.4.15 前臂远端 1/3 尺侧
（尺神经手背支）………………… 73
4.4.16 腕部 Guyon 管（尺神经）……… 74
4.4.17 腕部 Guyon 管出口
（尺神经分支）…………………… 75

参考文献………………………………………… 76

4.1 绪论

上肢的主要神经包括腋神经、肌皮神经、臂内侧皮神经、前臂内侧皮神经、桡神经、尺神经和正中神经。掌握这些神经及其主要分支的局部解剖和走行知识，是进行超声检查的基本要求。根据各自神经特定部位的解剖标志，能够容易地进行神经定位。此外，上肢神经存在特定的走行位置，神经走行在狭窄管道或沿骨脊走行（如腕管、尺神经沟、桡神经沟）。这些区域具有特殊的解剖结构特征，容易发生神经压迫或损伤，必须掌握这些知识才能持续地完成高质量的超声诊断。

腋神经来自臂丛后束，神经纤维源于 C_5 和 C_6。腋神经位置深在，邻近肩关节囊，绕肱骨外科颈，穿过外侧四边隙行于三角肌深方，达三角肌前界。腋神经肌支支配三角肌、小圆肌和肱三头肌长头，感觉支分布于肩关节囊和肩部外侧皮肤。肩关节前下脱位、肱骨外科颈骨折都可能引起腋神经损伤。根据我们进行外周神经高频超声检查的经验，腋神经超声扫查时的最佳体位是上肢外翻、外展。只有在这种肢体位置时，腋神经可以在外侧四边隙处显示，神经恰位于伴行的旋肱后动脉旁。然而，对于肩关节脱位患者，患肢不可能进行上述位置摆放。因此，急性损伤时，由于腋神经走行路径复杂，并且位于较厚的软组织（至少肿胀的软组织）深方，很难被超声清晰显示。

肌皮神经是感觉纤维和运动纤维组成的混合神经，发自臂丛外侧束，源于 C_5、C_6、C_7 神经根。肌皮神经走行过程中穿过喙肱肌并发出肌支支配该肌，随后神经绕行至上臂前侧，经肱二头肌和肱肌之间下行。肌皮神经很容易被超声显示，神经分支支配上肢屈肌，包括喙肱肌、肱二头肌的两个肌腹和肱肌。在肘部附近，神经穿深筋膜，分为终末支分布在前臂外侧皮肤。肘窝处，肌皮神经紧邻头静脉，该部位静脉穿刺带来的神经损伤并不少见。

臂内侧皮神经和前臂内侧皮神经为纯感觉支，发自臂丛内侧束。臂内侧皮神经多与肋间臂神经交通。这些神经走行在深筋膜浅方皮下脂肪层内，分布在上臂内侧皮肤。前臂内侧皮神经在脂肪层内临近皮下静脉，因此静脉穿刺时也可能引起神经损伤。臂内侧皮神经和前臂内侧皮神经细小，通过超声明确显示具有一定的挑战性。

桡神经发自臂丛后束，由 C_5~C_8 神经根组成。神经首先进入腋窝，伴肱深动、静脉走行于肱骨螺旋沟。在螺旋沟内，桡神经紧贴肱骨走行较长一段距离，于上臂远端、肘窝近侧达上臂前外侧，行于肱肌和肱桡肌之间。随即，在桡骨头水平，神经分为深、浅两终末支。桡神经支配上肢的所有伸肌和臂后面的皮肤。桡神经浅支为纯感觉支，沿肱桡肌内侧缘朝向腕部走行，神经内侧有桡动、静脉伴行。在前臂远端 1/3 处，神经转至前臂背侧皮下，下行至手背部。桡神经深支经小的腱弓，即 Frohse 腱弓后穿旋后肌，发出若干肌支，终末支为前臂骨间后神经，神经细小，位于骨间膜后表面。桡神经与肱骨的关系密切，因此肱骨骨折伴发桡神经损伤非常常见。桡神经损伤的典型临床表现为"垂腕手"。另一个桡神经损伤的特殊位置在 Frohse 腱弓，该处桡神经深支可发生压迫综合征。

尺神经源于 C_8 和 T_1 神经根，发自臂丛内侧束。尺神经走行于肱二头肌内侧沟，径直走向肘部，下行过程中无分支。约在上臂中部，神经穿内侧肌间隔至臂后面，继续向下绕行肱骨内上髁远端，进入尺神经沟。尺神经沟为骨纤维管道，在该处尺神经位置表浅、暴露。穿出尺神经沟后，神经走行在尺侧腕屈肌的两头之间，并在该肌的深方直达腕部。在前臂中部，尺神经发出感觉支——手背支，于前臂远端发出另一感觉支——尺神经掌支。在前臂远端，尺神经位置非常表浅，位于内侧的尺侧腕屈肌腱和外侧的尺动、静脉之间。手腕处，尺神经穿过一个疏松纤维管道——Guyon 管，分为深、浅二终末支。尺神经支配前臂若干肌，包括尺侧腕屈肌、指深屈肌尺侧头，小鱼际肌和大部分手中部的短肌。尺神经手背支、掌支和终末浅支（延续为成对的指掌侧固有神经）分布在前臂和手的大部分区域，负责皮肤感觉。尺神经走行过程中，容易被超声识别的位置：肱二头肌内侧沟，该处神经位于肱动脉后方；尺神经沟或 Guyon 管，神经为沟、管内的唯一结构。另一容易显示尺神经的位置在前臂远端 1/3 处，神经位于尺侧腕屈肌腱和尺动脉之间。尺神经常见压迫和损伤的部位：肘部（神经过于表浅、暴露）和 Guyon 管。尺神经持续损伤的主要临床表现为爪形手。

正中神经源自 C_6~T_1 神经根，由臂丛内、外侧束发出（中间袢）。神经在肱二头肌内侧沟内行向肘部，首先位于肱动脉外侧，而后跨越肱动脉前方绕至动脉内侧下行到肘窝。正中神经自上臂跨越肘关节处发出关节支支配肘关节，在肘前区发出一重要分支：前臂骨间前神经，该神经直接位于骨间膜浅方行向腕部，支配旋前圆肌、拇长屈肌和指深屈肌桡侧份。正中神经穿过旋前圆肌二起点的深方，在指浅屈肌和指深屈肌间下行至腕。在前臂，正中神经发出若干肌支和感觉支支配手掌侧。正中神经掌支在前臂远端发出，分布在前臂外侧和手掌部皮肤。在腕部，正中神经紧贴屈肌支持带深面通过腕管，分为终末支（指掌侧总神经和指掌侧固有神经）。

指掌侧固有神经紧邻指长屈肌腱旁，与同名动脉伴行。正中神经是上肢最大的神经，其走行过程中容易被超声识别的位置：肱二头肌内侧沟，该处神经位于肱动脉前方；腕管，神经紧邻屈肌支持带深方。前臂骨间前神经过于细小，且位置深在，即使应用高分辨率超声也很难显示（参见第 1 章）。正中神经在腕管内受压是最常见的卡压综合征。旋前圆肌深、浅部也可限制正中神经，引起临床卡压综合征表现，但很少见。

4.2 腋窝和上臂神经：局部解剖概要

图 4.1 腋窝和上臂近端神经局部体表解剖图，标线代表解剖切面经过的位置（图 4.2a~c）

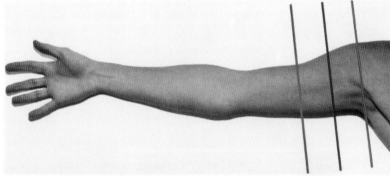

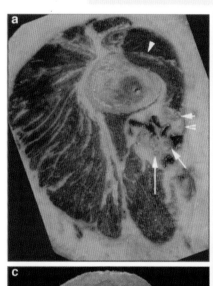

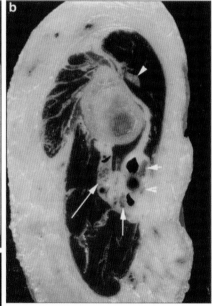

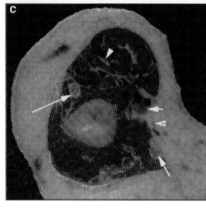

图 4.2 （a）经腋窝上臂横断面解剖切面图（图 4.1 中红线所示）。肌皮神经（箭头）位于肱二头肌短头内，正中神经（短箭）、前臂内侧皮神经（裂缝箭头）、尺神经（中箭）、桡神经（长箭）围绕腋窝血管。（b）上臂近端横断面解剖切面图（图 4.1 中蓝线所示）。肌皮神经（箭头）位于肱二头肌短头内，正中神经（短箭）、前臂内侧皮神经（裂缝箭头）、尺神经（中箭）围绕肱动、静脉，桡神经（长箭）位于肱三头肌内侧头和外侧头之间，与肱深动脉伴行。（c）上臂中部横断面解剖切面图（图 4.1 中绿线所示）。肌皮神经（箭头）位于肱二头肌和肱肌之间，正中神经（短箭），前臂内侧皮神经（裂缝箭头），尺神经（中箭）邻近肱三头肌内侧头，桡神经（长箭）与肱深动脉伴行。

4.2.1 腋窝区（上肢神经起点）

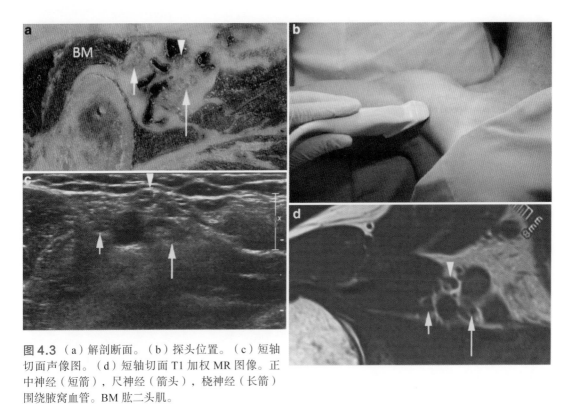

图 4.3（a）解剖断面。（b）探头位置。（c）短轴切面声像图。（d）短轴切面 T1 加权 MR 图像。正中神经（短箭），尺神经（箭头），桡神经（长箭）围绕腋窝血管。BM 肱二头肌。

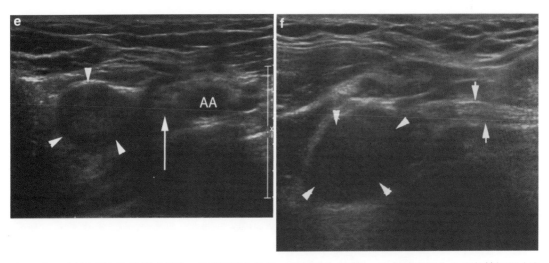

（e，f）正中神经施万细胞瘤（箭头，手术证实）患者，正中神经（短箭，f）短轴切面（e）和长轴切面（f）声像图。长箭：尺神经；AA，腋动脉。

4.2.2 上臂近端（正中神经、尺神经、桡神经）

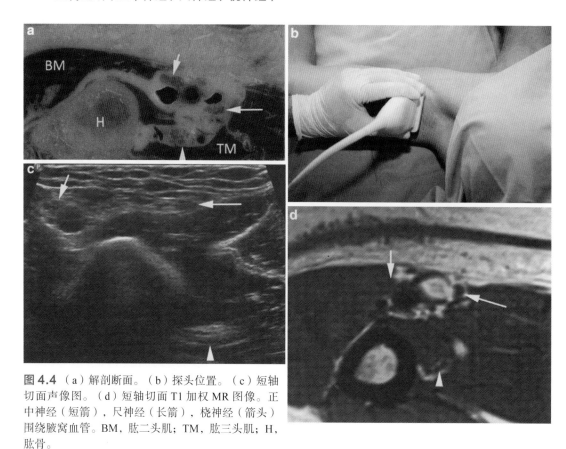

图 4.4 （a）解剖断面。（b）探头位置。（c）短轴切面声像图。（d）短轴切面 T1 加权 MR 图像。正中神经（短箭），尺神经（长箭），桡神经（箭头）围绕腋窝血管。BM，肱二头肌；TM，肱三头肌；H，肱骨。

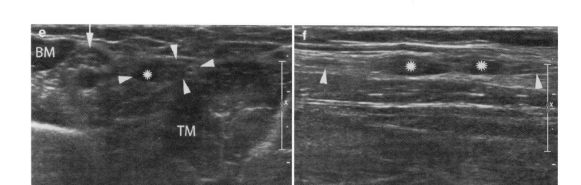

（e，f）神经纤维瘤病患者上肢近端短轴切面（e）和长轴切面（f）声像图。相对正常的尺神经（箭头）旁可见小的低回声结节（星号），注意神经纤维瘤位于尺神经外膜下，导致神经外径增粗（与正常的正中神经比较，短箭）。BM，肱二头肌；TM，肱三头肌。（f）尺神经（箭头）长轴切面声像图可见另外两个小的神经纤维瘤（星号）。

4.2.3 上臂近端外侧三角肌水平（肌皮神经）

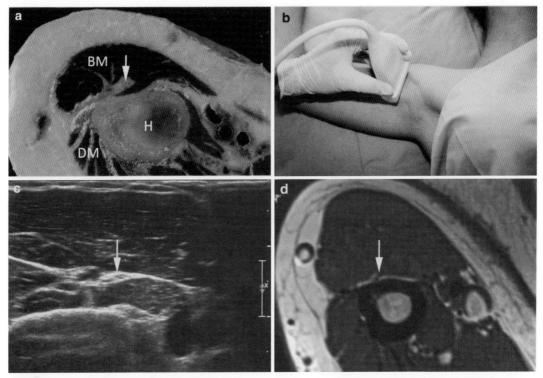

图 4.5 （a）解剖断面。（b）探头位置。（c）短轴切面声像图。（d）短轴切面 T1 加权 MR 图像。肌皮神经（短箭）位于肱二头肌内。BM 肱二头肌，DM，三角肌；H，肱骨。

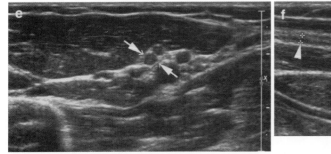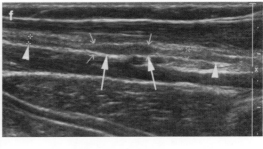

（e，f）外伤后，局部感觉异常患者。肌皮神经短轴切面（e）和长轴切面（f）声像图，显示肌皮神经（箭头）连续性完整，由于牵拉伤所致的神经瘤（短箭）引起神经局限性肿胀，节段性增粗。

4.2.4 上臂中部前外侧（肌皮神经）

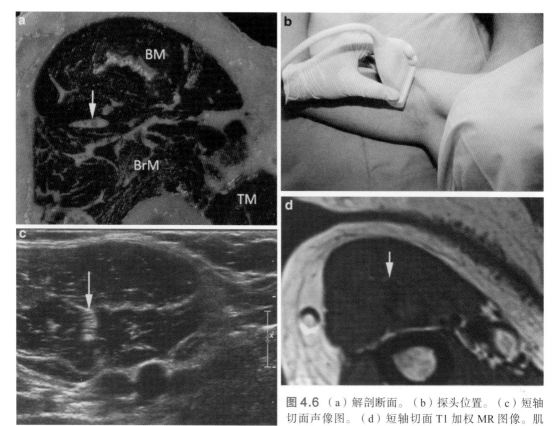

图 4.6 （a）解剖断面。（b）探头位置。（c）短轴切面声像图。（d）短轴切面 T1 加权 MR 图像。肌皮神经（短箭）位于肱二头肌内。BM，肱二头肌；BrM，肱肌；TM，肱三头肌。

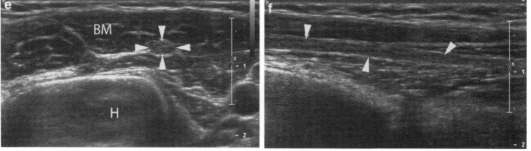

（e，f）上臂外伤后患者。肌皮神经短轴切面（e）和长轴切面（f）声像图，显示肌皮神经（箭头）肿胀。BM，肱二头肌；H，肱骨。

4.2.5 肱二头肌沟（正中神经、尺神经、前臂内侧皮神经）

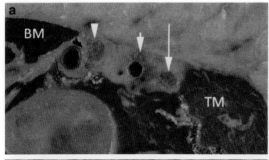

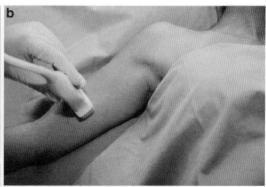

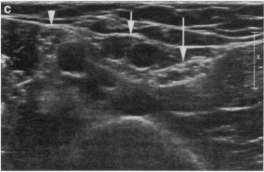

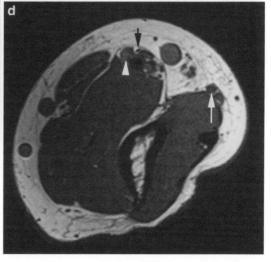

图 4.7 （a）解剖断面。（b）探头位置。（c）短轴切面声像图。（d）短轴切面 T1 加权 MR 图像。正中神经（箭头）邻近肱动脉，前臂内侧皮神经（短箭）邻近贵要静脉，尺神经（长箭）。BM，肱二头肌；TM，肱三头肌。

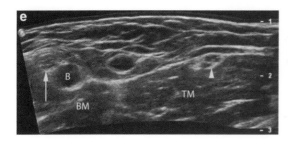

（e）健康志愿者肱二头肌沟处短轴切面全景声像图，显示正中神经（短箭）、尺神经（箭头）、肱动脉（B）和肌肉之间的相互位置关系（BM，肱二头肌；TM，肱三头肌）。

4.2.6 桡神经沟（桡神经）

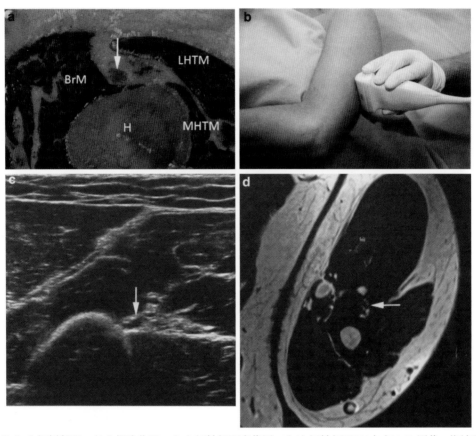

图 4.8（a）解剖断面。（b）探头位置。（c）短轴切面声像图。（d）短轴切面 T1 加权 MR 图像。桡神经（短箭）邻近肱骨（H）和肱肌（BrM）。LHTM，肱三头肌长头；MHTM，肱三头肌内侧头。

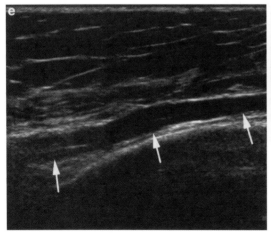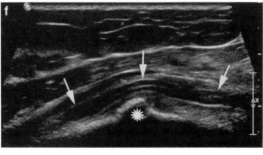

（e）外伤后桡神经麻痹患者，桡神经沟处桡神经长轴切面声像图，显示神经牵拉所致水肿，神经弥漫性肿胀，神经束结构显示不清（短箭）。

（f）肱骨干骨折愈合过程中发生桡神经麻痹患者，桡神经沟处桡神经长轴切面声像图显示神经（短箭）局部被骨痂（星号）压迫。

4.3 肘部神经：局部解剖概要

图 4.9 肘部神经局部体表解剖图，标线代表解剖切面经过的位置（图 4.10a~c）

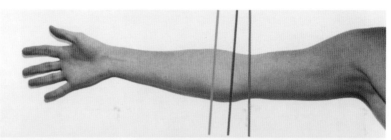

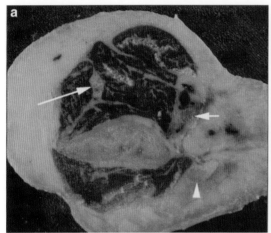

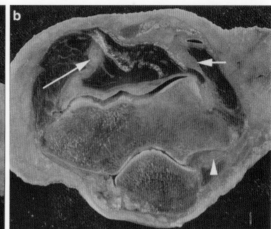

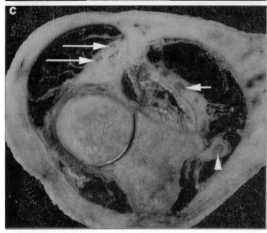

图 4.10 （a）经肘窝近端横断面解剖切面图（图 4.9 中红线所示）。尺神经（箭头）邻近肱三头肌内侧头，正中神经（短箭）位于肘动脉旁，桡神经（长箭）位于肱肌和肱桡肌之间。（b）经肱骨上髁水平横断面解剖切面图（图 4.9 中蓝线所示）。尺神经（箭头）位于尺神经沟内，正中神经（短箭）位于旋前圆肌肱骨头和肱肌之间，桡神经（长箭）位于肱肌和肱桡肌之间。（c）经肘窝远端横断面解剖切面图（图 4.9 中绿线所示）。尺神经（箭头）位于尺侧腕屈肌内，正中神经（短箭），肱桡肌深方为桡神经深支与浅支（长箭）。

4.3.1 肘前区（肘关节上方正中神经）

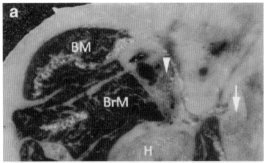

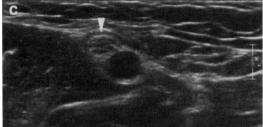

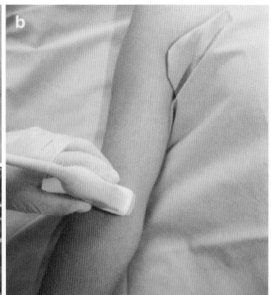

图 4.11 （a）解剖断面。（b）探头位置。（c）短轴切面声像图。（d）短轴切面 T1 加权 MR 图像。正中神经（箭头）邻近肘动脉，尺神经（短箭），H，肱骨；BM，肱二头肌；BrM，肱肌。

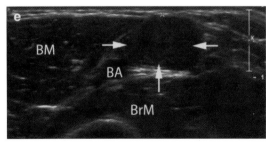

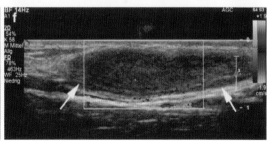

（e, f）肘窝处正中神经施万细胞瘤（短箭，病理证实）短轴切面（e）和长轴切面（f）声像图。BM，肱二头肌；BrM，肱肌（译者注：原文为肱桡肌，应为错误）；BA，肱动脉。典型的施万细胞瘤，瘤体内可见血流信号。

4.3.2 肘前区（肘关节下方正中神经）

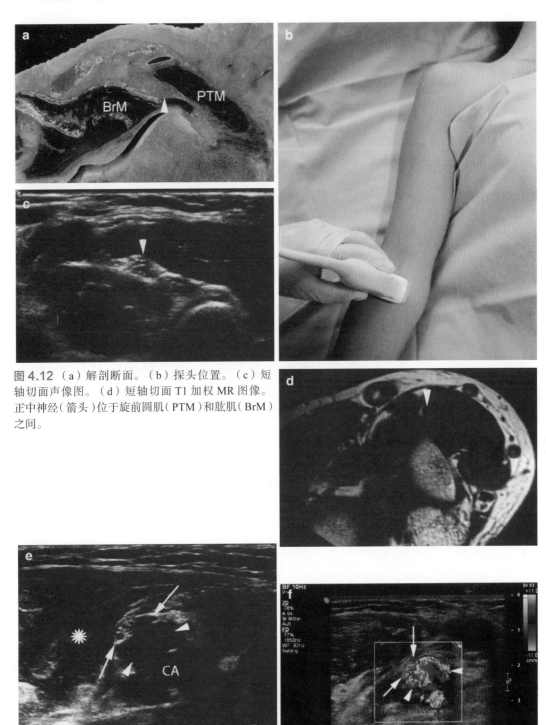

图 4.12 （a）解剖断面。（b）探头位置。（c）短轴切面声像图。（d）短轴切面 T1 加权 MR 图像。正中神经（箭头）位于旋前圆肌（PTM）和肱肌（BrM）之间。

（e，f）肘动脉（CA）损伤合并假性动脉瘤（箭头）患者，局部短轴切面灰阶声像图（e）和彩色多普勒血流成像图（f）显示局部正中神经（短箭）受压。星号：血肿。

4.3.3 肘关节近端外侧区（桡神经分叉）

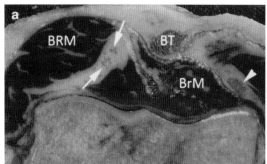

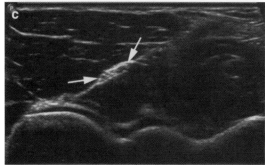

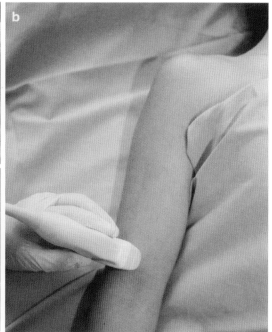

图 4.13 （a）解剖断面。（b）探头位置。（c）短轴切面声像图。（d）短轴切面 T1 加权 MR 图像。桡神经分为浅支和深支（短箭），正中神经（箭头）。BrM，肱肌；BRM，肱桡肌；BT，肱二头肌肌腱。

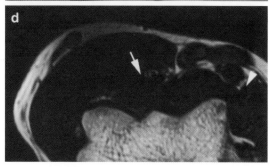

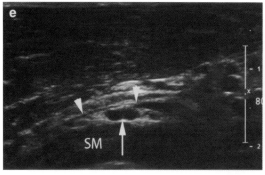

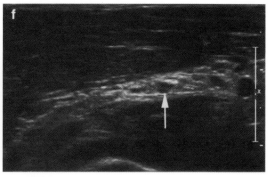

（e，f）骨间后神经卡压综合征患者，于 Frohse 腱弓水平（e）和桡神经分叉水平（f）桡神经深支（短箭）短轴切面声像图，显示 Frohse 腱弓（箭头）处神经明显肿胀增厚，向近端延伸至桡神经分叉处。SM，旋后肌。

4.3.4 肘前区（桡神经浅支和骨间后神经）

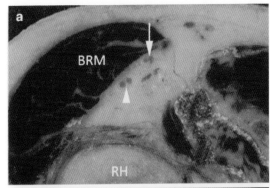

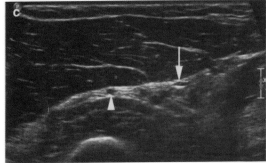

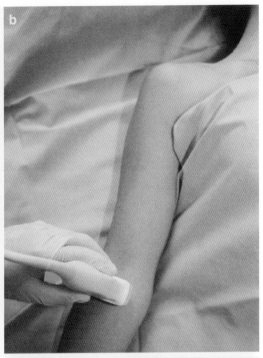

图 4.14 （a）解剖断面。（b）探头位置。（c）短轴切面声像图。（d）短轴切面 T1 加权 MR 图像。骨间后神经 = 桡神经深支（箭头），桡神经浅支（短箭）。BRM，肱桡肌；RH，桡骨头。

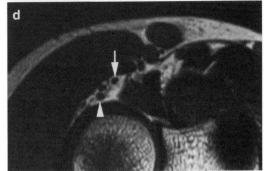

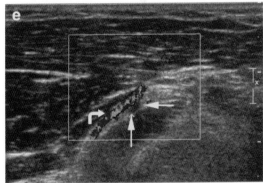

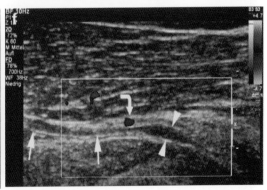

（e，f）骨间后神经卡压综合征患者，骨间后神经（短箭）短轴切面（e）和长轴切面（f）声像图。神经在

桡侧返动脉（弯箭）远端明显肿胀，回声减低（箭头，f），符合神经击打综合征。

4.3.5 Frohse 腱弓（桡神经深支）

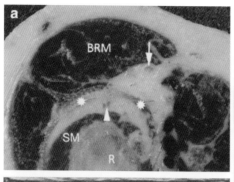

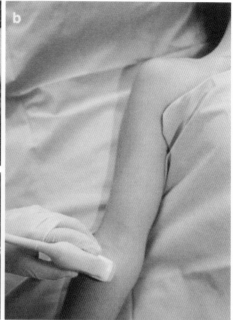

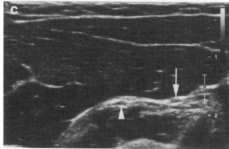

图 **4.15**（a）解剖断面。（b）探头位置。（c）短轴切面声像图。（d）短轴切面 T1 加权 MR 图像。骨间后神经＝桡神经深支（箭头），桡神经浅支（短箭）。BRM，肱桡肌；SM，旋后肌；R，桡骨；星号：Frohse 腱弓。

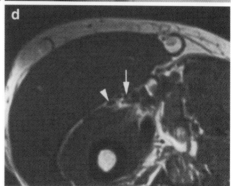

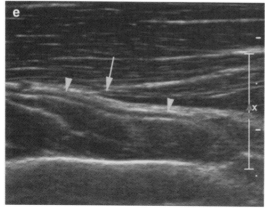

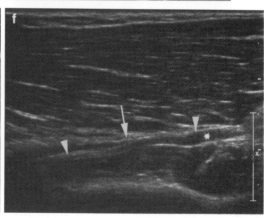

（e，f）骨间后神经（PIN，箭头）长轴切面声像图显示神经自 Frohse 腱弓（短箭）下方穿过。（e）正常志愿者，（f）PIN，卡压综合征患者，神经于旋后肌近端水肿、增厚（星号）。

4.3.6 肘管入口（尺神经）

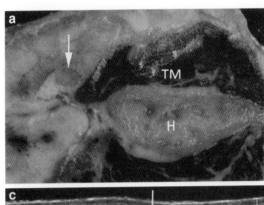

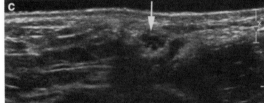

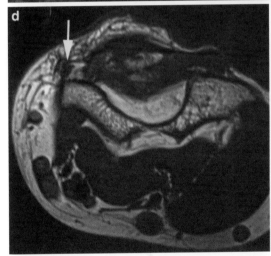

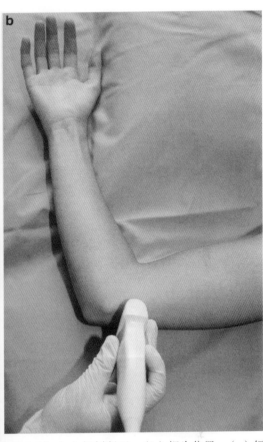

图 4.16 （a）解剖断面。（b）探头位置。（c）短轴切面声像图。（d）短轴切面 T1 加权 MR 图像。尺神经（短箭）恰位于肘管入口近端处。TM，肱三头肌；H，肱骨。

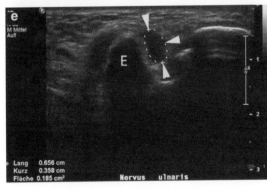

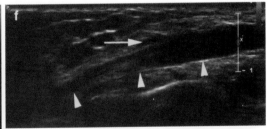

（e，f）严重肘管综合征患者，尺神经短轴切面（e）和长轴切面（f）声像图，显示肘管入口 Osborne 韧带（短箭，f）（即肘管支持带，译者注）近端神经（箭头）明显肿胀（0.18cm²）。E，肱骨内上髁。

4.3.7 肘管（尺神经）

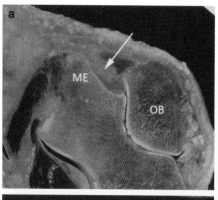

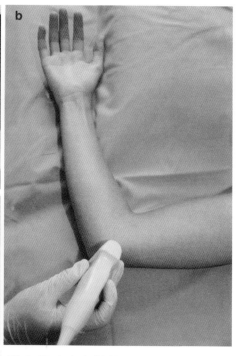

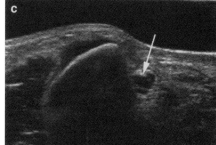

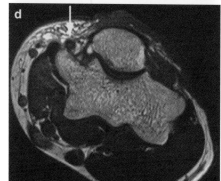

图 4.17 （a）解剖断面。（b）探头位置。（c）短轴切面声像图。（d）短轴切面 T1 加权 MR 图像。尺神经（短箭）位于肘管内，紧邻肱骨内上髁（ME）。OB，尺骨鹰嘴。

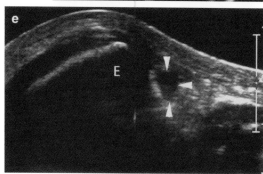

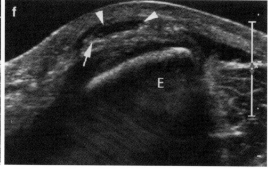

（e，f）尺神经弹跳综合征患者，肘关节伸直（e）和屈曲（f）状态下，肱骨内上髁（E）水平尺神经（箭头）短轴切面声像图，显示关节屈曲状态下，神经脱位至内上髁前方。由于反复摩擦，神经外膜增厚，回声增强（短箭）。

4.3.8 肘管出口（尺神经）

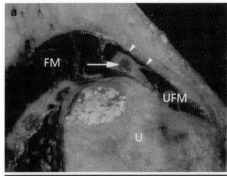

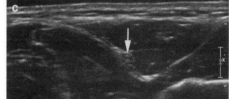

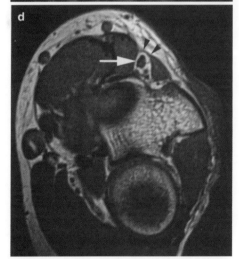

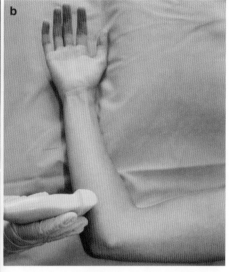

图 4.18 （a）解剖断面。（b）探头位置。（c）短轴切面声像图。（d）短轴切面 T1 加权 MR 图像。尺神经（短箭）恰行出肘管，位于尺侧腕屈肌（UFM）和指屈肌（FM）之间。注意 UFM 与 FM 之间有筋膜相连，该处可引起肘管远端尺神经压迫。U，尺骨。

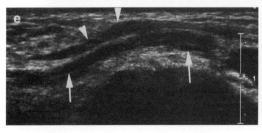

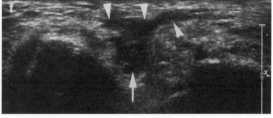

（e，f）肘管松解术后，尺神经卡压症状持续存在患者。肘管出口处尺神经（短箭）长轴切面（e）和短轴切面（f）声像图，显示神经被瘢痕组织（箭头）压迫。

4.4 前臂和手部神经：解剖概要

图 4.19 前臂和手部神经局部体表解剖图，标线代表解剖切面经过的位置（图4.20a~d）。

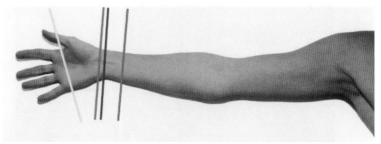

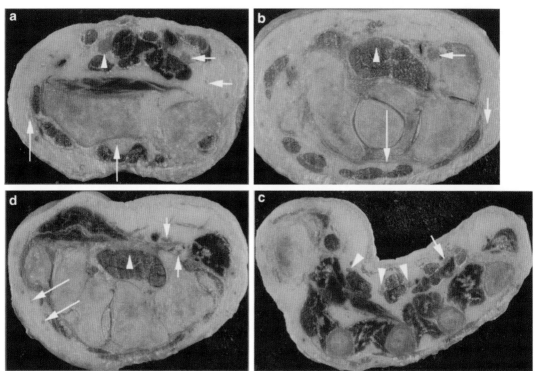

图 4.20 （a）经前臂远端横断面解剖切面图（图4.19中红线所示）。正中神经（箭头）位于屈肌腱之间，尺神经（邻近尺动脉）及其背支（短箭）位于前臂尺侧，桡神经浅支及深支（长箭）位于前臂桡侧和背侧。（b）经腕管水平横断面解剖切面图（图4.19中蓝线所示）。正中神经（箭头）位于屈肌腱浅方，尺神经（邻近尺动脉）及其背支（短箭）位于前臂尺侧，桡神经深支（长箭）位于前臂背侧。（c）经钩骨钩水平横断面解剖切面图（图4.19中绿线所示）。正中神经（箭头）在腕管出口处，位于屈肌腱浅方，尺神经分支——浅支及深支（短箭）邻近豆钩韧带，桡神经浅支终末支（长箭）。（d）经掌骨干水平横断面解剖切面图（图4.19中黄线所示）。发自正中神经的指总神经（箭头）和尺神经的指总神经（短箭）邻近屈肌腱、指动脉和蚓状肌。

4.4.1 前臂远端旋前方肌水平（正中神经、尺神经）

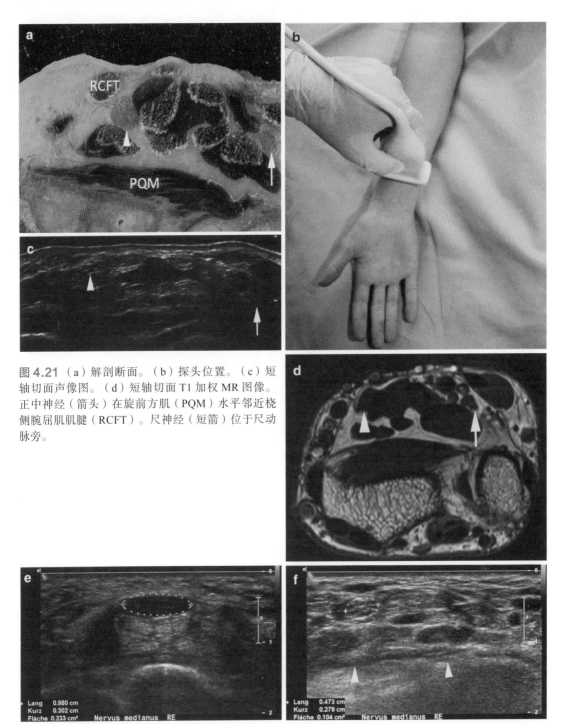

图 4.21 （a）解剖断面。（b）探头位置。（c）短轴切面声像图。（d）短轴切面 T1 加权 MR 图像。正中神经（箭头）在旋前方肌（PQM）水平邻近桡侧腕屈肌肌腱（RCFT）。尺神经（短箭）位于尺动脉旁。

（e，f）腕管综合征患者，正中神经短轴切面声像图。正中神经在旋前方肌（箭头，f）水平横截面积 0.10cm²，在腕管入口处（e），横截面积增大，为 0.23cm²。

计算腕／前臂正中神经横截面积比值（WFR），本例增加，高达 2.3（临界值 1.4）（译者注：原著图注中，e 与 f 用反，已经改正）。

4.4.2 前臂远端桡尺关节水平（正中神经、尺神经）

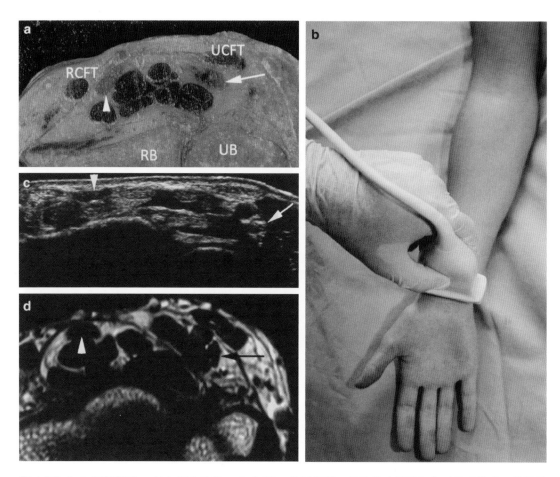

图 4.22 （a）解剖断面。（b）探头位置。（c）短轴切面声像图。（d）短轴切面 T1 加权 MR 图像。正中神经（箭头）邻近桡侧腕屈肌肌腱（RCFT）和指屈肌腱。尺神经（短箭）位于尺动脉旁，尺侧腕屈肌肌腱（UCFT）深方。RB，桡骨；UB，尺骨。

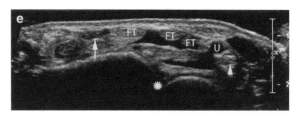

（e）远端桡尺关节（星号）水平短轴切面全景声像图，显示正中神经（短箭）和尺神经（箭头）与屈肌腱（FT）和尺动脉（U）的相互位置关系。

4.4.3 腕管入口（正中神经）

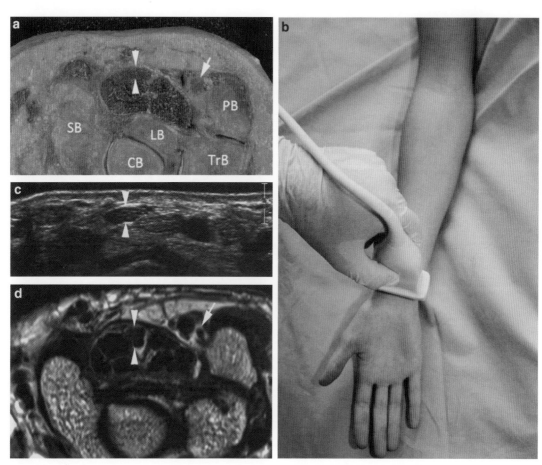

图 4.23 （a）解剖断面。（b）探头位置。（c）短轴切面声像图。（d）短轴切面 T1 加权 MR 图像。正中神经（箭头）位于腕管内，屈肌支持带深方。尺神经（短箭）位于 Guyon 管内。PB，豌豆骨；LB，月骨；SB，手舟骨；CB，头状骨；TrB，三角骨。

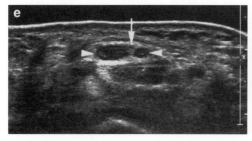
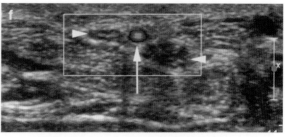

（e）腕管入口短轴切面声像图显示正中神经分叉为较大和较小的两支（箭头），中央可见闭塞的永存正中动脉（短箭）。（f）正中神经分叉短轴切面能量多普勒血流成像图，显示血流充盈通畅的永存正中动脉（短箭）位于正中神经分叉（箭头）之间。

4.4.4 腕管中部（正中神经）

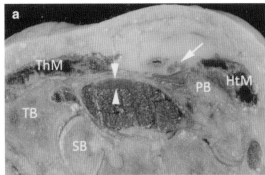

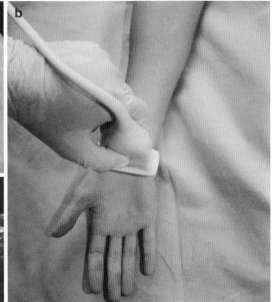

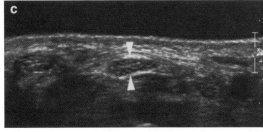

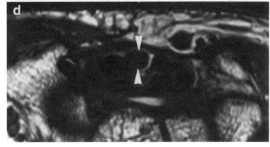

图 4.24 （a）解剖断面。（b）探头位置。（c）短轴切面声像图。（d）短轴切面 T1 加权 MR 图像。正中神经（箭头）位于腕管内，屈肌支持带深方。尺神经（短箭）位于分叉处近端。PB，豌豆骨；SB，手舟骨；TB，大多角骨；ThM，鱼际肌；HtM，小鱼际肌。

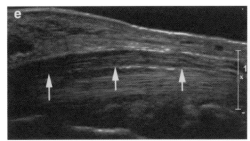

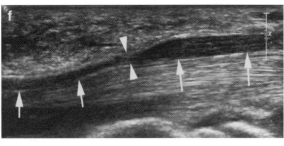

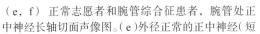

（e，f）正常志愿者和腕管综合征患者，腕管处正中神经长轴切面声像图。（e）外径正常的正中神经（短箭），（f）正中神经受压处（箭头），神经径线明显改变。

4.4.5 腕管出口（正中神经）

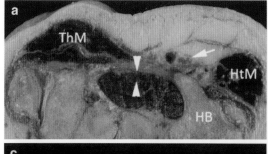

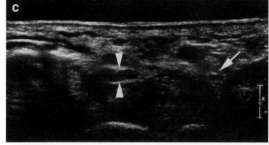

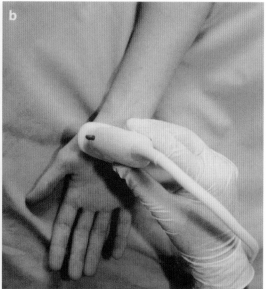

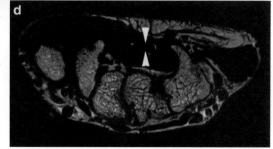

图 4.25 （a）解剖断面。（b）探头位置。（c）短轴切面声像图。（d）短轴切面 T1 加权 MR 图像。正中神经（箭头）位于腕管内，屈肌支持带深方。尺神经（短箭）恰在分叉处。HB，钩骨；ThM，鱼际肌；HtM，小鱼际肌。

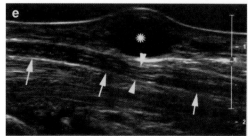

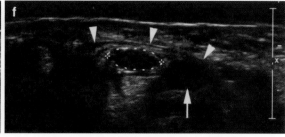

（e）腕管综合征患者，腕管处正中神经长轴切面声像图。正中神经（短箭）被腱鞘囊肿（星号）压迫，局部外形凹陷（箭头）。（f）手腕背屈时，正中神经感觉异常患者。腕管处短轴切面声像图，正中神经旁可见过长的低回声肌肉组织（短箭）。箭头：屈肌支持带。

4.4.6 前臂远端：正中神经掌支

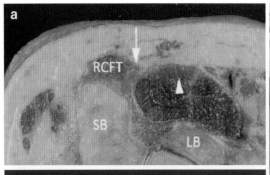

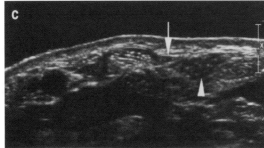

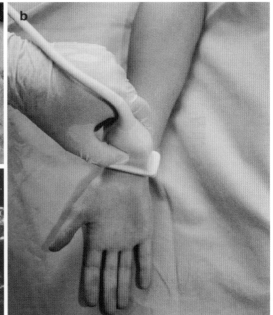

图4.26 （a）解剖断面。（b）探头位置。（c）短轴切面声像图。（d）短轴切面 T1 加权 MR 图像。正中神经（箭头）位于屈肌腱浅方。掌支（短箭）邻近桡侧腕屈肌肌腱（RCFT）。LB，月骨；SB，手舟骨。

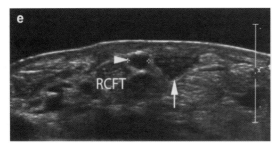

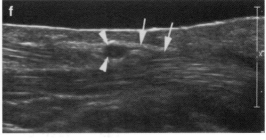

（e，f）腕部刀切割伤患者，正中神经掌支短轴切面（e）和长轴切面（f）声像图，可见正中神经掌支（短箭，f）处神经瘤（箭头）。RCFT，桡侧腕屈肌肌腱；正中神经主干（短箭，e）。

4.4.7 腕管：正中神经鱼际支

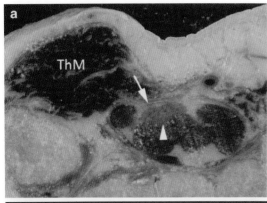

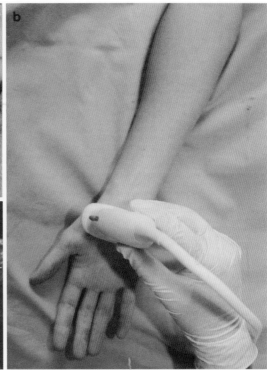

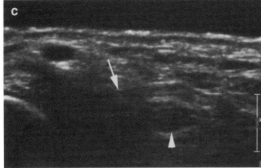

图 4.27 （a）解剖断面。（b）探头位置。（c）短轴切面声像图。（d）短轴切面 T1 加权 MR 图像。正中神经（箭头）位于屈肌腱浅方。鱼际支（短箭）邻近屈肌支持带边缘，正中神经主干桡侧。ThM，鱼际肌。

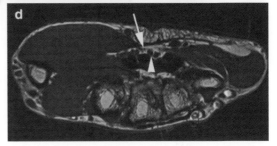

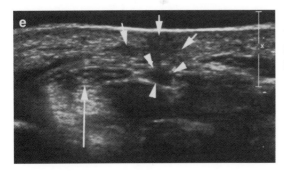

（e）腕管综合征局部松解术后，拇指仍存在感觉异常和麻木患者。腕管短轴切面声像图显示正中神经鱼际支增厚，可见小的神经瘤（箭头），浅方瘢痕组织（短箭）压迫。正中神经主干（长箭）正常。

4.4.8 掌骨水平（指总神经）

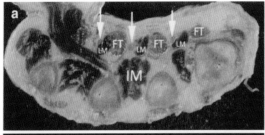

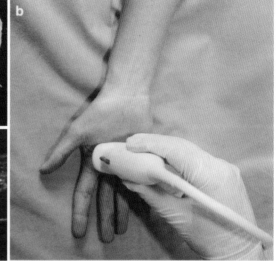

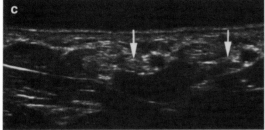

图4.28 （a）解剖断面。（b）探头位置。（c）短轴切面声像图。（d）短轴切面 T1 加权 MR 图像。指总神经（短箭）位于蚓状肌（LM）和屈肌腱（FT）旁。IM，骨间肌。

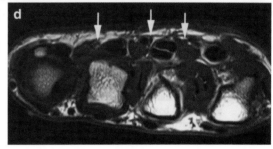

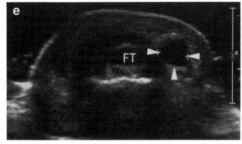

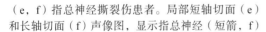

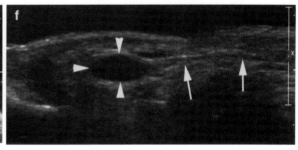

（e，f）指总神经撕裂伤患者。局部短轴切面（e）和长轴切面（f）声像图，显示指总神经（短箭，f）

末端形成典型的神经瘤（箭头）。FT，屈肌腱。

4.4.9 指骨水平（指固有神经）

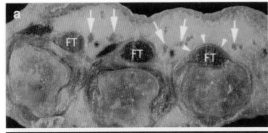
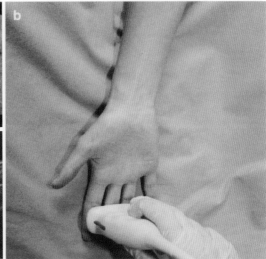
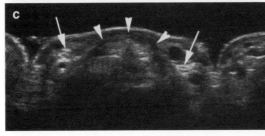

图 4.29 （a）解剖断面。（b）探头位置。（c）短轴切面声像图。（d）短轴切面 T1 加权 MR 图像。指固有神经（短箭）位于指动脉和屈肌腱（FT）两侧。箭头：屈肌腱滑车。

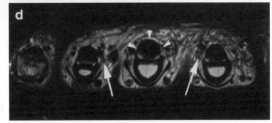

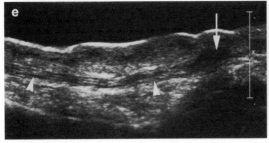
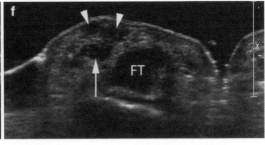

（e，f）示指桡侧，第三支指固有神经切割伤患者。局部长轴切面（e）和短轴切面（f）声像图，显示指固有神经（箭头，e）外形呈波浪状，末端可见低回声神经瘤（短箭，e）。短轴切面上，神经瘤（短箭，f）旁可见回声不均匀的皮下瘢痕（箭头，f）。FT，屈肌腱。

4.4.10 前臂近端（桡神经浅支）

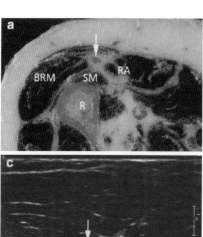

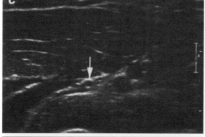

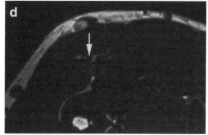

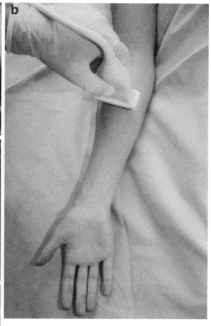

图 4.30（a）解剖断面。（b）探头位置。
（c）短轴切面声像图。（d）短轴切面
T1 加权 MR 图像。桡神经浅支（短箭）
紧邻桡动脉，位于旋后肌（SM）浅方，
肱桡肌（BRM）旁。R，桡骨。

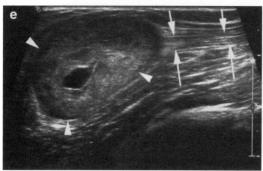

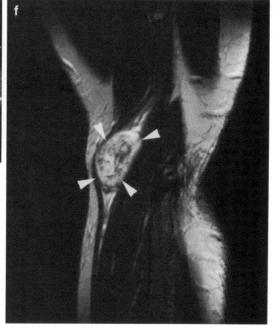

（e，f）施万细胞瘤患者（病理证实）。桡神经分叉
处远端桡神经浅支长轴切面声像图（e）和钆造影增
强 T1 加权 MR 旁矢状断面图像（f）。MR 图像显示
瘤体明显不均匀强化（盐和胡椒征），超声图像瘤
体内可见囊性无回声区域，这些都是施万细胞瘤的
典型影像学特征。

4.4.11 前臂远端（桡神经浅支）

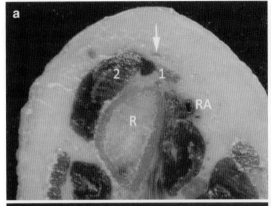

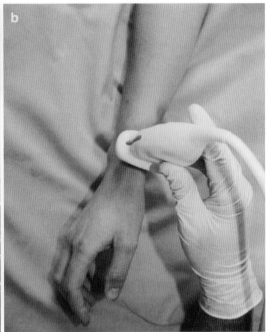

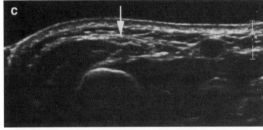

图 4.31 （a）解剖断面。（b）探头位置。（c）短轴切面声像图。（d）短轴切面 T1 加权 MR 图像。桡神经浅支（短箭）绕行至腕部背侧。1～2，第一和第二组伸肌腱骨纤维管，R，桡骨；RA，桡动脉。

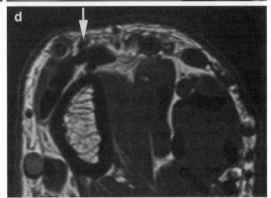

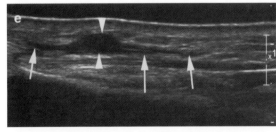

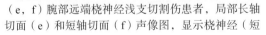

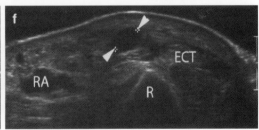

（e，f）腕部远端桡神经浅支切割伤患者，局部长轴切面（e）和短轴切面（f）声像图，显示桡神经（短箭）伴神经瘤（箭头）形成。RA，桡动脉；R，桡骨；ECT，桡侧腕长伸肌肌腱。

4.4.12 第一组伸肌腱骨纤维管（桡神经浅支）

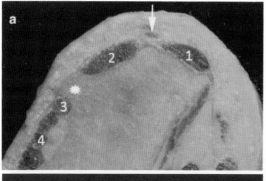

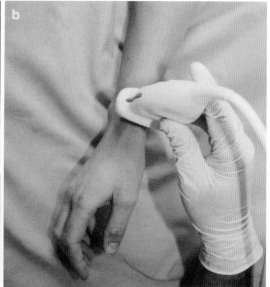

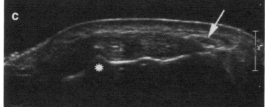

图 4.32 （a）解剖断面。（b）探头位置。（c）短轴切面声像图。（d）短轴切面 T1 加权 MR 图像。桡神经浅支（短箭）位于腕部，桡骨边缘。1~4，第一至第四组伸肌腱骨纤维管；星号，Lister 结节。

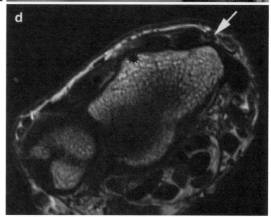

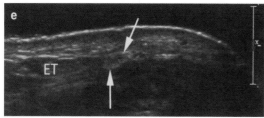

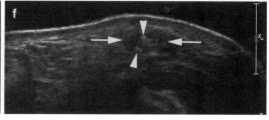

（e）第一组伸肌腱骨纤维管处短轴切面声像图显示正常桡神经浅支（短箭）；ET，第二组骨纤维管内的伸肌腱。（f）前述位置略向近端移动探头，显示

桡神经浅支修复术后局部肿胀（短箭），内可见缝线强回声（箭头）。

4.4.13 手背部（桡神经浅支）

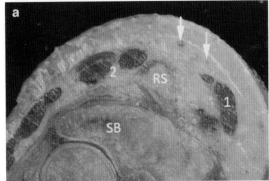

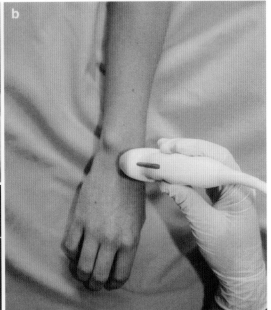

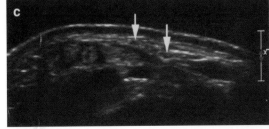

图 4.33 （a）解剖断面。（b）探头位置。（c）短轴切面声像图。（d）短轴切面 T1 加权 MR 图像。桡神经浅支末端（短箭）位于手背部。1 ~ 2，第一和第二组伸肌腱骨纤维管，RS，桡骨茎突；SB，手舟骨。

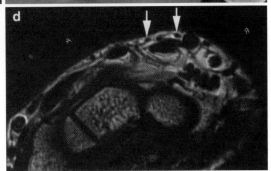

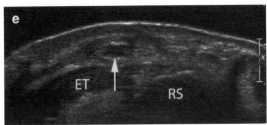

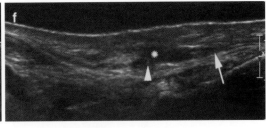

（e，f）桡神经浅支切割伤缝合术后患者。局部短轴切面（e）和长轴切面（f）声像图，显示桡神经浅支

（短箭）局部球形肿胀，神经缝合处神经瘤（星号）形成。箭头：缝线所致的点状强回声。

4.4.14 腕部（桡神经深支）

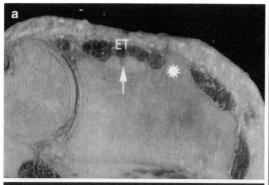

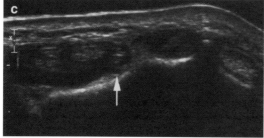

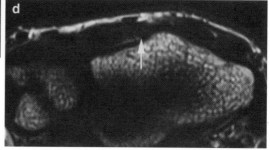

图 4.34 （a）解剖断面。（b）探头位置。（c）短轴切面声像图。（d）短轴切面 T1 加权 MR 图像。桡神经深支（短箭）位于桡骨背侧，伸肌腱（ET）深方，Lister 结节（星号）尺侧。

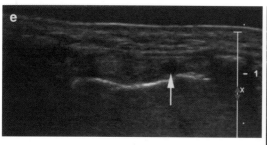

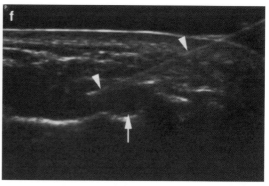

（e）腕关节不稳定，慢性手背痛患者。腕部背侧短轴切面声像图显示桡神经深支（短箭）水肿，增厚。

（f）超声引导下神经（短箭）周围局部麻醉剂和肾上腺皮质激素注射。箭头：注射针。

4.4.15 前臂远端 1/3 尺侧（尺神经手背支）

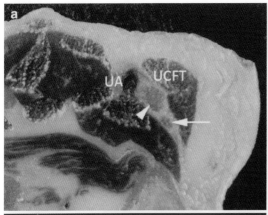

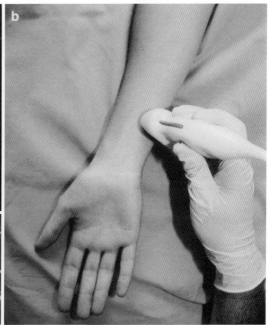

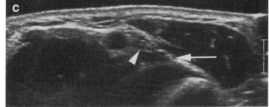

图 4.35 （a）解剖断面。（b）探头位置。（c）短轴切面声像图。（d）短轴切面 T1 加权 MR 图像。尺神经（箭头）及刚刚发出的手背支（短箭）。UCFT，尺侧腕屈肌肌腱；UA，尺动脉。

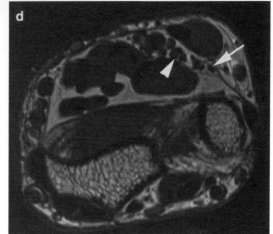

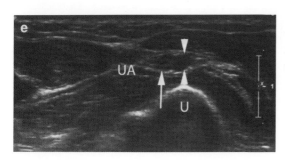

（e）尺神经（手背支）感觉异常患者。局部短轴切面声像图显示尺神经（短箭）发出手背支处，由于手持拐杖压迫引起的神经瘤（箭头）。UA，尺动脉；U，尺骨。

4.4.16 腕部 Guyon 管（尺神经）

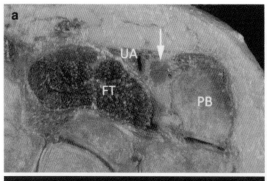

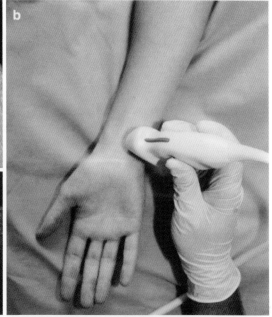

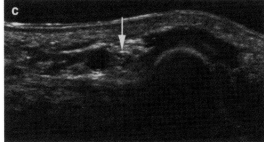

图 4.36 （a）解剖断面。（b）探头位置。（c）短轴切面声像图。（d）短轴切面 T1 加权 MR 图像。尺神经（箭头）位于 Guyon 管内，掌腕韧带深方。UA，尺动脉；FT，屈肌腱；PB，豌豆骨。

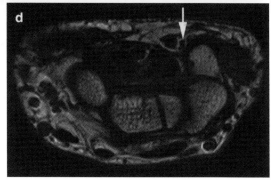

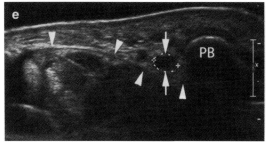

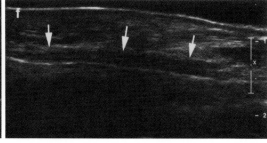

（e，f）尺神经病变患者。Guyon 管入口处短轴切面（e）和长轴切面（f）声像图，显示尺神经（短箭）肿胀（横截面积 0.06cm^2），水肿导致神经束结构不清晰。箭头，屈肌支持带，PB，豌豆骨。

4.4.17 腕部 Guyon 管出口（尺神经分支）

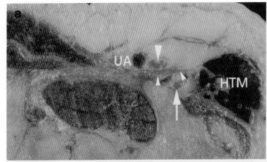

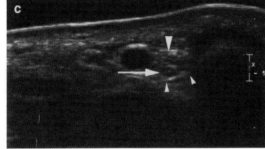

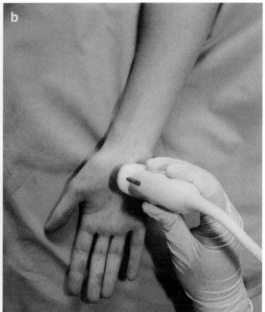

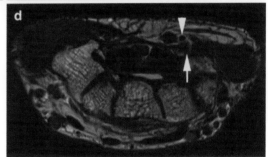

图 4.37 （a）解剖断面。（b）探头位置。（c）短轴切面声像图。（d）短轴切面 T1 加权 MR 图像。尺神经分为浅支（大箭头）和深支（短箭），二者之间为豆钩韧带（小箭头）。HTM，小鱼际肌；UA，尺动脉。

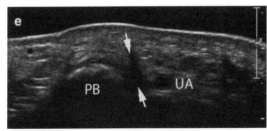

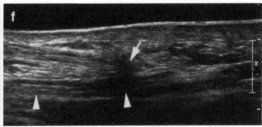

（e，f）尺神经分叉处近端 Guyon 管水平，尺神经（短箭）短轴切面（e）和长轴切面（f）声像图，短轴切面尺神经受浅方瘢痕组织（短箭）干扰，显示不清晰。

长轴切面确认神经连续性完整。UA，尺动脉；PB，豌豆骨。

参考文献

Altinok MT, Baysal O, Karakas HM, et al(2004). Sonographic examination of the carpal tunnel after provocative exercises. J Ultrasound Med, 23:1301-1306

Bargalló X, Carrera A, Sala-Blanch X, et al(2010). Ultrasound-anatomic correlation of the peripheral nerves of the upper limb. Surg Radiol Anat, 32(3):305-314

Bodner G, Huber B, Schwabeeger A, et al(1999). Sonographic detection of radial nerve entrapment within a humerus fracture. J Ultrasound Med, 18:703-706

Bodner G, Harpf C, Gardetto A, et al(2002). Ultrasonography of the accessory nerve. Normal and pathological findings in cadavers and patients with iatrogenic accessory nerve palsy. J Ultrasound Med, 21:1159-1163

Buchberger W, Schoen G, Strasser K, et al(1991). High resolution ultrasonography of the carpal tunnel. J Ultrasound Med, 101:531-537

Chiou HJ, Chou YH, Cheng SP, et al(1998). Cubital tunnel syndrome: diagnosis by high resolution ultrasonography. J Ultrasound Med, 17:643-648

De Laat EA, Visser CP, Coene LN, et al(1994). Nerve lesions in primary shoulder dislocations and humeral neck fractures. A prospective clinical and EMG study. J Bone Joint Surg Br, 76:381-383

Duncan I, Sullivan P, Lomas F, et al(1999). Sonography in the diagnosis of carpal tunnel syndrome. Am J Roentgenol, 173:681-684

Fornage BD(1998). Peripheral verves of the extremities: imaging with ultrasound. Radiology, 167:179-182

Gassner E, Schocke M, Peer S, et al(2002). Persistent median artery in the carpal tunnel - color Doppler ultrasonographic findings. J Ultrasound Med, 21:455-461

Hunderfund AN, Boon AJ, Mandrekar JN, et al(2011). Sonography in carpal tunnel syndrome. Muscle Nerve, 44(4):485-491

Jacobson JA, Fessell DP, Lobo Lda G, et al(2010). Entrapment neuropathies I: upper limb(carpal tunnel excluded). Semin Musculoskelet Radiol, 14(5):473-486

Linda DD, Harish S, Stewart BG, et al(2010). Multimodality imaging of peripheral neuropathies of the upper limb and brachial plexus. Radiographics, 30(5):1373-1400

Loewy J(2002). Sonoanatomy of the median, ulnar and radial nerves. Can Assoc Radiol J, 53(1):33-38

Martinoli C, Serafini G, Bianchi S, et al(1996). Ultrasonography of peripheral nerves. J Peripher Nerv Syst, 1:169-174

Miller TT, Reinus WR(2010). Nerve entrapment syndromes of the elbow, forearm, and wrist. Am J Roentgenol, 195(3):585-594

Prevel CD, Matloub HS, Zhong Y, et al(1993). The extrinsic blood supply of the ulnar nerve at the elbow: an anatomic study. J Hand Surg, 18A:433-438

Riffaud L, Morandi X, Godey B, et al(1999). Anatomic basis for the compression and neurolysis of the deep branch of the radial nerve in the radial tunnel. Surg Radiol Anat, 21:229-233

Sarria L, Cabada T, Cozcolluela R, et al(2000). Carpal tunnel syndrome: usefulness of sonography. Eur Radiol, 10:1920-1925

Sheppard DG, Iyer RB, Fenstermacher MJ(1998). Brachial plexus: demonstration at US. Radiology, 208:402-406

Silvestri E, Martinoli C, Derchi LE, et al(1995). Echotexture of peripheral nerves: correlation between US and histologic findings and criteria to differentiate tendons. Radiology, 197:291-296

Thomas SJ, Yakin DE, Parry BR, et al(2000). The anatomical relationship between the posterior interosseous nerve and the supinator muscle. J Hand Surg[Am], 25:936-941

Walker FO, Cartwright MS, Wiesler ER, et al(2004). Ultrasound of nerve and muscle. Clin Neurophysiol, 115:495-507

下肢神经

5

Verena Spiss, Hannes Gruber,
Werner Judmaier, Erich Brenner
■ 赵　博

目　录

5.1　绪论 ……………………………………… 77

5.2　腹股沟及大腿神经：局部解剖概要 … 79
5.2.1　腹股沟区（股神经盆腔出口）……… 80
5.2.2　腹股沟裂隙（股神经）……………… 81
5.2.3　大腿近端（股神经分支）…………… 82
5.2.4　臀区（坐骨神经）…………………… 83

5.3　膝关节头侧端神经：局部解剖概要 … 84
5.3.1　大腿后侧（坐骨神经分叉近端）…… 85
5.3.2　腘窝入口（坐骨神经分叉中部）…… 86
5.3.3　腘窝（坐骨神经分叉远端）………… 87
5.3.4　收肌管入口（大腿中部隐神经）…… 88
5.3.5　收肌管出口（隐神经）……………… 89
5.3.6　膝关节后内侧缘（隐神经）………… 90
5.3.7　胫骨平台后面（腓肠神经）………… 91

5.4　膝关节足侧端神经：局部解剖概要 … 92
5.4.1　膝关节后外侧缘（腓总神经）……… 93
5.4.2　腓骨颈（腓总神经）………………… 94
5.4.3　腓骨颈（腓神经分叉）……………… 95
5.4.4　小腿近端外侧（腓浅神经）………… 96
5.4.5　小腿近端内侧（胫神经）…………… 97

5.4.6　小腿中部内侧（胫神经）…………… 98

5.5　踝关节周围神经：局部解剖概要 …… 99
5.5.1　小腿远端外侧（腓浅神经）………… 100
5.5.2　踝管（胫神经）……………………… 101
5.5.3　踝管出口（胫神经分叉）…………… 102
5.5.4　内踝（胫神经分支）………………… 103
（译者注: 原著序号排序混乱,译者根据内容重新设定）

参考文献 …………………………………… 104

5.1 绪论

整个下肢的运动神经和感觉神经均来自腰骶丛。按照临床重要性排列，下肢的主要神经包括坐骨神经、隐神经、胫神经和腓总神经。这些神经及其分支的可能病变有钝性或锐器创伤，神经卡压或陷迫，肿瘤及瘤样病变，如神经鞘肿瘤、施万细胞瘤、神经纤维瘤等。以上病变经过临床检查即可得出初步诊断，但高分辨率超声检查多能直接显示病变并发现相关异常。

股神经是人体较大的外周神经之一，神经纤维来自第 1 ~ 4 对腰神经前支，支配下肢前、内侧大部分区域的运动和感觉。股神经自腰大肌外缘，沿髂肌和腰大肌间沟，髂筋膜的后方下行至腹股沟，在该处位于股动脉、股静脉外侧，经肌腔隙出盆腔进入腿部，分为前后两股。在肌腔隙内，股神经与股动脉仅间隔一纤维带，即髂耻弓，后者为腹股沟韧带复合体的一部分。在下肢，股神经与缝匠肌平行走行，发出数条终末支，如支配前、内侧感觉的前皮支、内侧皮支，以及支配前、内侧肌肉运动的肌支。

直接外伤引起的股神经功能完全缺失相当罕见，髋关节置换术、腹股沟疝修补术以及一些妇科手术可以造成股神经的医源性损伤。

隐神经为股神经最大的分支，是支配膝关节、小腿以及足内侧区域的感觉神经。在大腿中部，神经靠近股浅动脉腹侧，经收肌管下行穿出股肌—股收肌筋膜达皮下。隐神经沿小腿胫侧与大隐静脉伴行，二者位于相同的筋膜层内。由于二者关系密切，大隐静脉剥脱术可能造成隐神经损伤。膝关节成形术、局部压迫、牵拉甚至直接撞击常会造成隐神经的髌周分支及主干损伤。

坐骨神经是人体最大的神经，源自腰丛，自腹膜后，腹膜下间隙，出坐骨大孔下行至臀下区域，位于坐骨结节外侧，与臀下动、静脉毗邻。进入大腿后方，坐骨神经沿股二头肌和半腱肌、半膜肌深方下行。坐骨神经实际上为两个独立的神经包裹在共同的神经外膜内：腓神经和胫神经。这两根神经的不同部位，径线多变，其分开的位置变异也很常见。

腓神经来自第五腰神经至第二骶神经，在大腿背侧走行于胫神经外侧（坐骨神经外侧份）下行至腘窝。在腘窝内，腓神经离开胫神经绕行腓骨头进入腓骨长短肌内。特别指出，坐骨神经分叉位置多发生高位变异，典型的分叉位置在大腿下段或腘窝内，其比例仅占75%。其余25%的分叉位置可在大腿上段、臀区，甚至在神经刚刚离开臀区处。腓神经绕过腓骨颈后分为深、浅两支。腓深神经位置靠前，行于背侧的腓骨长肌和腹侧的腓骨短肌之间，朝向

内下方的趾长伸肌走行。腓深神经位于伴行的胫前血管内侧，行向足背，其走行过程中位于胫骨前肌和踇长伸肌深方，骨间膜浅方。

腓浅神经位置相对靠后，在腓骨肌和趾长伸肌之间下行，绕过伸肌肌腱前方至皮下分为终末感觉末梢：内侧、背侧和中间皮神经。（译者注：关于腓深神经和腓浅神经的位置描述，原著错误，此处已经改正）

腓总神经卡压的最常见原因包括：胫腓关节源性腱鞘囊肿，腓骨颈骨赘，腓骨头错位骨折或不同类型的牵拉伤。腓浅神经卡压的典型位置在神经穿出小腿深筋膜处，但相当罕见。腓深神经在下行至足背处可能发生卡压，恰位于伸肌下支持带，临床也称作前踝管综合征。

胫神经在小腿背侧进入腓肠肌内、外侧头之间，自比目鱼肌腱弓深方下行。在行经比目鱼肌腱弓之前，发出数支皮神经和肌支。最主要的皮神经分支是腓肠神经，腓肠神经沿小腿背侧下行，紧邻小隐静脉，支配外踝后侧区域。胫神经与伴行的胫后动、静脉逐渐向小腿内后方走行，达内踝后侧。通常神经位于胫后动、静脉，趾长屈肌和胫骨后肌后方。

尽管胫神经走行全程均可发生卡压，但是在踝管处最易发生，临床称作踝管综合征。

足部神经为腓神经和胫神经的终末分支，背侧神经有足背中间皮神经、足背内侧皮神经、腓肠神经、腓深神经及其分支。足掌侧，胫神经行出踝管，恰在在脚掌后1/3处分为足底内侧神经和足底外侧神经。足底内侧神经发出3条趾足底总神经，每根神经再分为2条趾足底固有神经。足底外侧神经发出的趾足底总神经与第三趾足底总神经有分支相交通，最终分为2条趾足底固有神经。

众所周知，跖骨头间隙处趾足底固有神经梭形肿大，回声减低，称为莫顿神经瘤。一般认为这是由于局部慢性、反复摩擦，导致神经卡压引起的神经假性肿瘤。

5.2 腹股沟及大腿神经：局部解剖概要

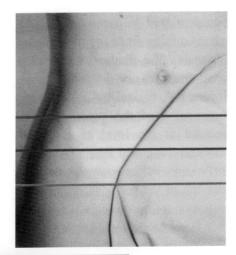

图 5.1 腹股沟及大腿神经局部体表解剖图，标线代表解剖切面经过的位置（图 5.2a~c）。

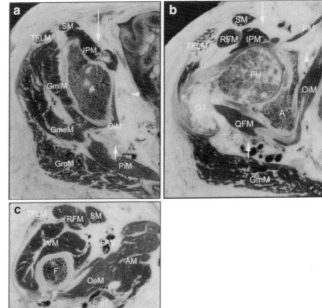

图 5.2（a）经盆腔出口横断面解剖切面图（图 5.1 中红线所示）。股神经（长箭）位于髂腰肌（IPM）浅方。坐骨神经（短箭）位于闭孔内肌（OiM）后缘和梨状肌（PiM）之间。闭孔神经（箭头）位于闭孔内肌（OiM）内侧。A，髋臼顶；SM，缝匠肌；TFLM，阔筋膜张肌；GmiM，臀小肌；GmeM，臀中肌；GmM，臀大肌。（b）经腹股沟横断面解剖切面图（图 5.1 中蓝线所示）。股神经（长箭）位于髂腰肌（IPM）浅方。坐骨神经（短箭）位于股方肌（QFM）和 GmM（臀大肌）之间。闭孔神经（箭头）位于闭孔内肌（OiM）腹侧，耻骨肌（PM）后方。SM，缝匠肌；RFM，股直肌；TFLM，阔筋膜张肌；A，髋臼；FH，股骨头；GT，大转子。（c）经臀区 / 大腿近端横断面解剖切面图（图 5.1 中绿线所示）。坐骨神经（短箭）邻近半腱肌（StM）和臀大肌（GeM）。SmT，半膜肌肌腱；OeM，闭孔外肌；AM，收肌；VM，股肌；TFLM，阔筋膜张肌；RFM，股直肌；SM，缝匠肌；FAV，股动、静脉；F，股骨。

5.2.1 腹股沟区（股神经盆腔出口）

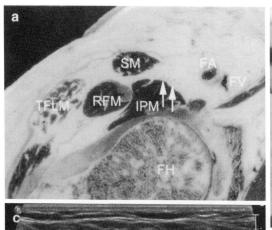

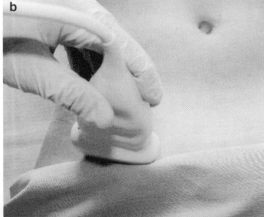

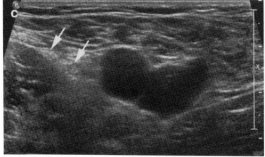

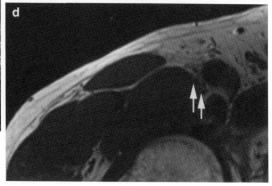

图 5.3 （a）解剖断面。（b）探头位置。（c）短轴切面声像图。（d）短轴切面 T1 加权 MR 图像。股神经（短箭）位于髂腰肌（IPM）浅方，股血管外侧。FA，股动脉；FV，股静脉；SM，缝匠肌；RFM，股直肌；TFLM，阔筋膜张肌；FH，股骨头。

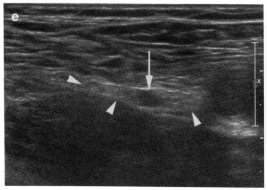

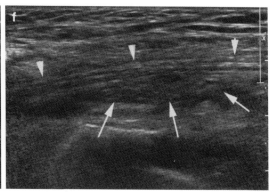

（e）全髋关节成形术后，股神经部分麻痹患者。股神经短轴切面声像图显示手术牵拉形成的小的神经瘤（短箭），股神经（箭头）相对正常。（f）股神经 Winnie 阻滞术后，神经一过性感觉异常患者。股神经长轴切面声像图显示股神经（箭头）相对正常，但神经外膜不清晰，股神经深方可见液体（短箭）聚集。

5.2.2 腹股沟裂隙（股神经）

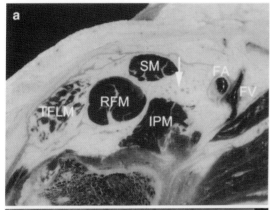

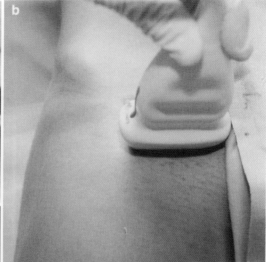

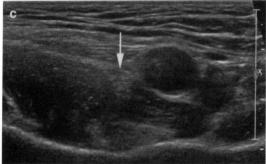

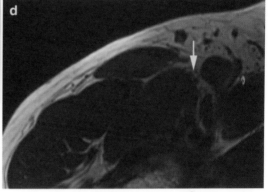

图 5.4 （a）解剖断面。（b）探头位置。（c）短轴切面声像图。（d）短轴切面 T1 加权 MR 图像。股神经（短箭）位于髂腰肌（IPM）和股动脉（FA）之间。FV，股静脉；SM，缝匠肌；RFM，股直肌；TFLM，阔筋膜张肌。

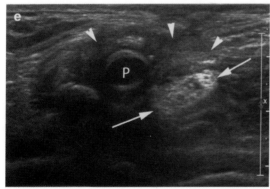

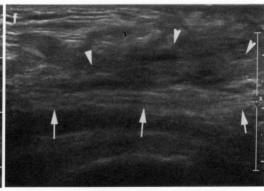

（e，f）股动脉重建术后患者，股神经部分麻痹。股神经短轴（e）及长轴（f）切面声像图，显示致密瘢痕组织（箭头）围绕在人工血管（P）和股神经（短箭）周围。

5.2.3 大腿近端（股神经分支）

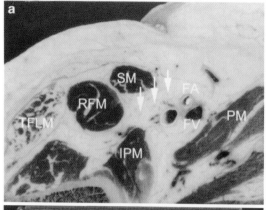

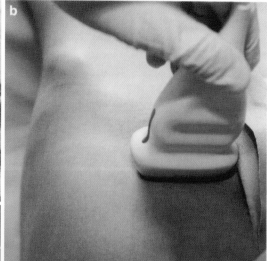

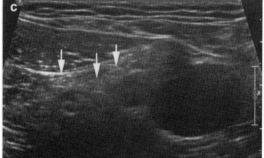

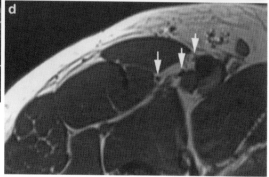

图 5.5 （a）解剖断面。（b）探头位置。（c）短轴切面声像图。（d）短轴切面 T1 加权 MR 图像。股神经分支（短箭）位于髂腰肌（IPM）内侧，缝匠肌（SM）深方，毗邻股血管。FA，股动脉；FV，股静脉；SM，缝匠肌；RFM，股直肌；TFLM，阔筋膜张肌；PM，耻骨肌。

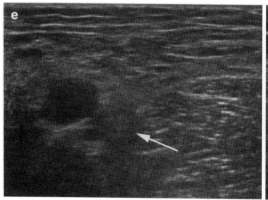

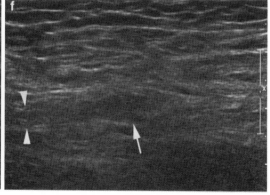

（e，f）股神经分叉处短轴（e）及长轴（f）切面声像图，显示股神经分支（箭头）残根神经瘤（短箭）。

5.2.4 臀区（坐骨神经）

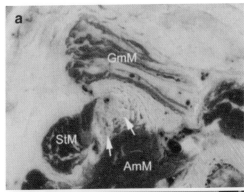

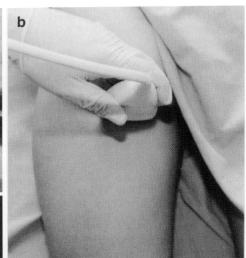

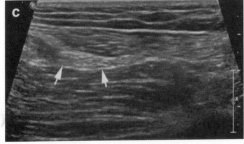

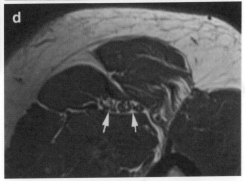

图 5.6 （a）解剖断面。（b）探头位置。（c）短轴切面声像图。（d）短轴切面 T1 加权 MR 图像。坐骨神经（短箭）位于臀大肌（GeM）和大收肌（AmM）之间。StM，半腱肌。

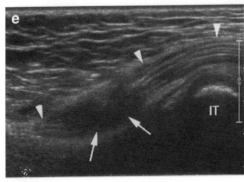

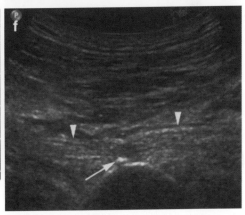

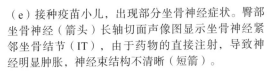

（e）接种疫苗小儿，出现部分坐骨神经症状。臀部坐骨神经（箭头）长轴切面声像图显示坐骨神经紧邻坐骨结节（IT），由于药物的直接注射，导致神经明显肿胀，神经束结构不清晰（短箭）。

（f）股骨干骨折钢板内固定术后，出现坐骨神经麻痹患者。臀部坐骨神经（箭头）长轴切面声像图显示神经表面凹陷，局部神经束结构不清晰，并见金属伪像（短箭），代表穿过神经的金属固定钉。

5.3 膝关节头侧端神经：局部解剖概要

图 5.7 膝关节头侧，大腿远端神经局部体表解剖图，标线代表解剖切面经过的位置（图 5.8a~d）。

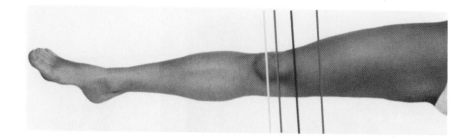

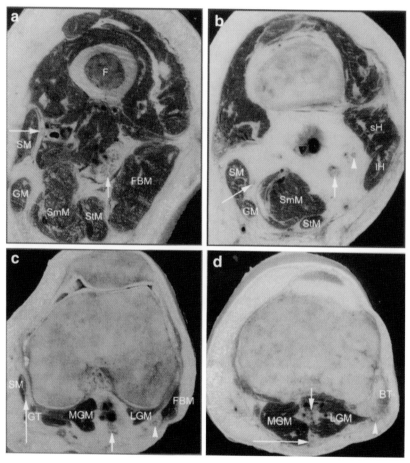

图 5.8（a）大腿远端横断面解剖切面图（图 5.7 中红线所示）。坐骨神经（短箭）邻近股二头肌（FBM）长头。隐神经（长箭）邻近缝匠肌（SM）。GM，股薄肌；SmM，半膜肌；StM，半腱肌；F，股骨。（b）经收肌管 / 腘窝近端横断面解剖切面图（图 5.7 中蓝线所示）。坐骨神经已经分为胫神经（短箭）和腓总神经（箭头），邻近腘血管。隐神经（长箭）毗邻缝匠肌。GM，股薄肌；SmM，半膜肌；StM，半腱肌；sH/lH，股二头肌长头和短头。（c）经腘窝横断面解剖切面图（图 5.7 中绿线所示）。胫神经（短箭）邻近腘动、静脉，腓总神经（箭头）走行于腓肠肌外侧头（LGM）和股二头肌（FBM）之间。隐神经（长箭）毗邻缝匠肌（SM）。GT，股薄肌肌腱；SM，缝匠肌；MGM，腓肠肌内侧头。（d）经胫骨平台横断面解剖切面图（图 5.7 中黄线所示）。胫神经（短箭）邻近腘动、静脉，腓总神经（箭头）邻近股二头肌肌腱（BT）。腓肠神经（长箭）邻近腓肠肌内侧头（MGM）。LGM，腓肠肌外侧头。

5.3.1 大腿后侧（坐骨神经分叉近端）

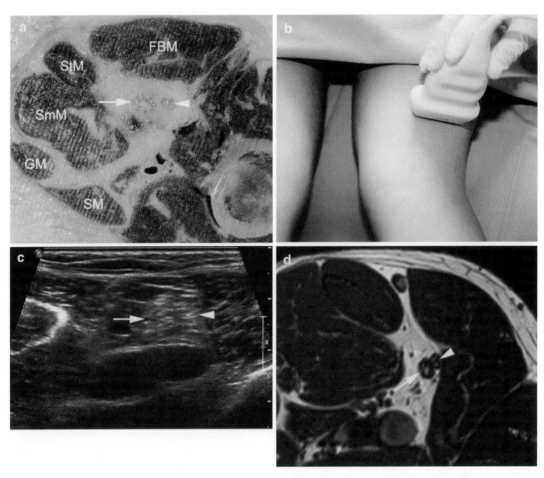

图 5.9 （a）解剖断面。（b）探头位置。（c）短轴切面声像图。（d）短轴切面 T1 加权 MR 图像。坐骨神经内明显可见胫神经（短箭）和腓神经（箭头）两部分，但仍包裹在同一外膜内。FBM，股二头肌；StM，半腱肌；SmM，半膜肌；GM，股薄肌；SM，缝匠肌。

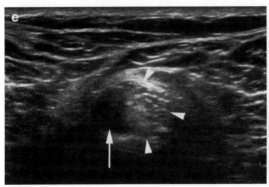

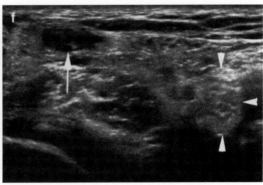

（e，f）坐骨神经分叉处神经短轴切面声像图（e）和分叉处远端数厘米处短轴切面声像图（f）显示腓神经（短箭）牵拉后神经瘤延伸至坐骨神经内。注意胫神经（箭头，f）和坐骨神经内的胫神经部分（箭头，e）结构正常。

5.3.2 腘窝入口（坐骨神经分叉中部）

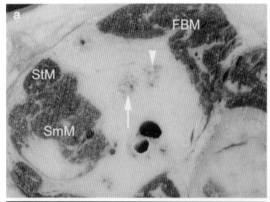

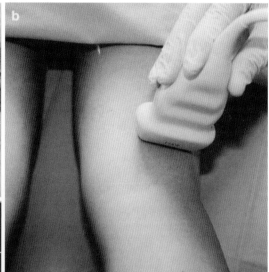

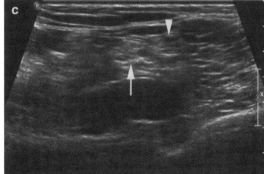

图 5.10 （a）解剖断面。（b）探头位置。（c）短轴切面声像图。（d）短轴切面 T1 加权 MR 图像。坐骨神经明显分为胫神经（短箭）和腓神经（箭头）两部分，各自有外膜包绕。FBM，股二头肌；StM，半腱肌；SmM，半膜肌。

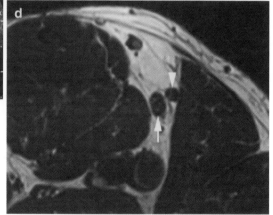

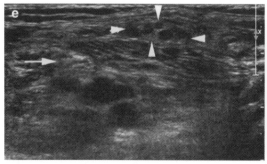

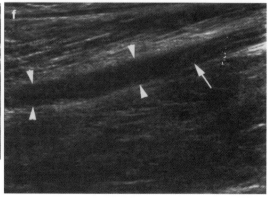

（e，f）膝关节脱位后，腓神经麻痹患者。腘窝入口处腓总神经短轴切面（e）和长轴切面（f）声像图，胫神经（短箭，e）显示不清晰，腓总神经束（箭头，e）明显肿胀。长轴切面显示神经外膜内神经缺失（箭头，f），远端可见腓神经挛缩残端（短箭，f）。

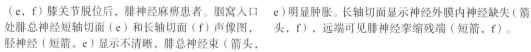

5.3.3 腘窝（坐骨神经分叉远端）

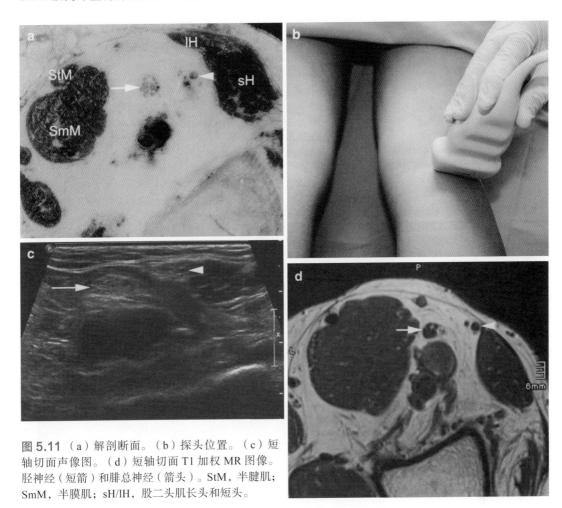

图 5.11 （a）解剖断面。（b）探头位置。（c）短轴切面声像图。（d）短轴切面 T1 加权 MR 图像。胫神经（短箭）和腓总神经（箭头）。StM，半腱肌；SmM，半膜肌；sH/lH，股二头肌长头和短头。

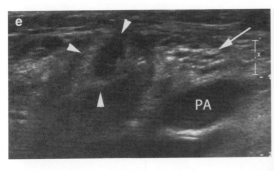 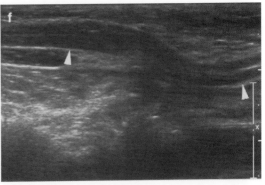

（e，f）腘窝足侧位置腓总神经短轴切面（e）和长轴切面（f）声像图显示卡压处近端神经（箭头）明显肿胀，回声减低。邻近的胫神经（短箭，e）结构正常。PA，腘动脉。

5.3.4 收肌管入口（大腿中部隐神经）

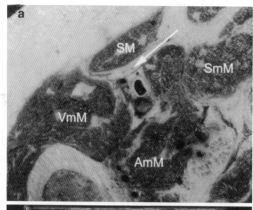

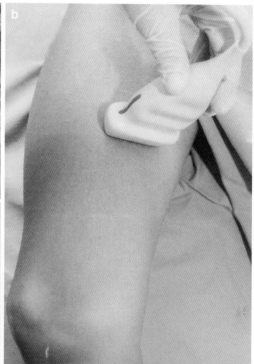

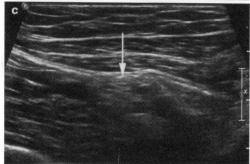

图 5.12 （a）解剖断面。（b）探头位置。（c）
短轴切面声像图。（d）短轴切面 T1 加权 MR 图
像。隐神经（长箭）邻近缝匠肌（SM）和股血管。
SmM，半膜肌；VmM，股内侧肌；AmM，大收肌。

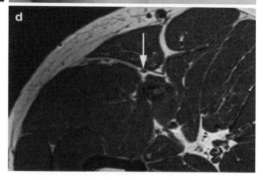

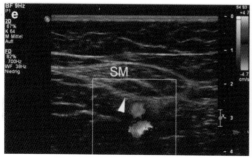

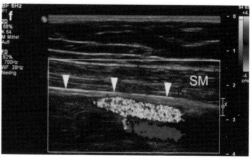

（e，f）收肌管入口处短轴切面（e）和长轴切面
（f）彩色多普勒血流成像图，显示隐神经（箭头）

与股血管的关系。这些结构是识别隐神经的标志。
SM，缝匠肌。

5.3.5 收肌管出口（隐神经）

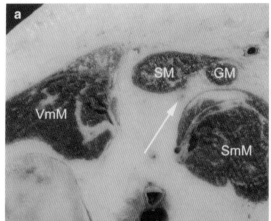

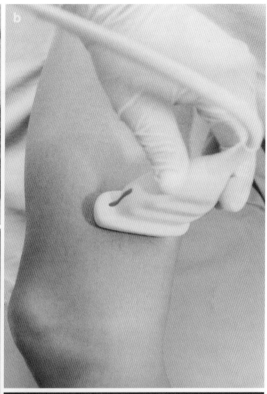

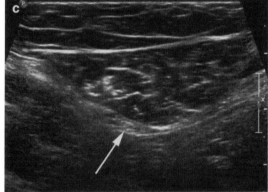

图 5.13（a）解剖断面。（b）探头位置。（c）短轴切面声像图。（d）短轴切面 T1 加权 MR 图像。隐神经（长箭）邻近缝匠肌（SM）。GM，股薄肌；SmM，半膜肌；VmM，股内侧肌。

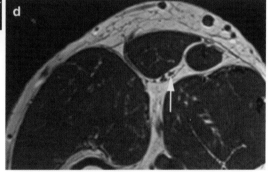

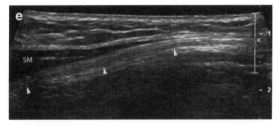

（e）收肌管出口处隐神经（箭头）长轴切面声像图。SM，缝匠肌。

5.3.6 膝关节后内侧缘（隐神经）

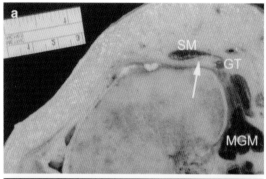

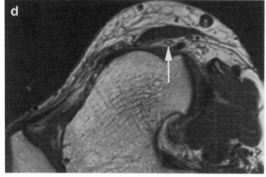

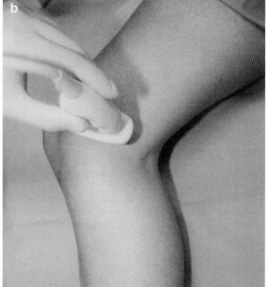

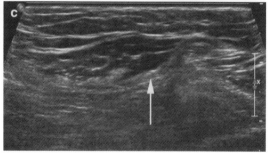

图 5.14 （a）解剖断面。（b）探头位置。（c）短轴切面声像图。（d）短轴切面 T1 加权 MR 图像。隐神经（长箭）邻近缝匠肌（SM）。GT，股薄肌肌腱；SmM，半膜肌；MGM，腓肠肌内侧头。

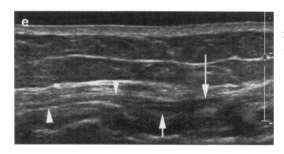

（e）膝关节外伤后隐神经病变患者，膝关节后内侧缘处隐神经（箭头）长轴切面声像图，显示神经断裂处近端肿胀（短箭）。长箭：神经近侧断端。

5.3.7 胫骨平台后面（腓肠神经）

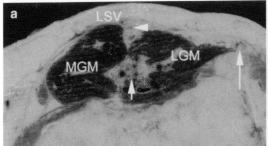

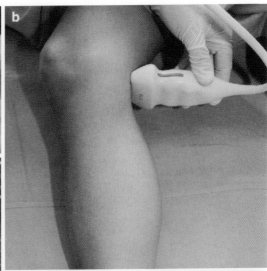

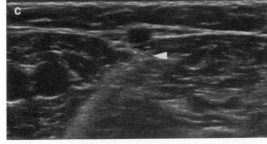

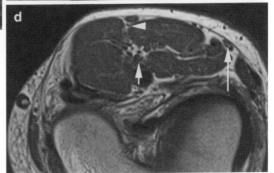

图 5.15（a）解剖断面。（b）探头位置。（c）短轴切面声像图。（d）短轴切面 T1 加权 MR 图像。腓肠神经（箭头）邻近小隐静脉（LSV）。MGM，腓肠肌内侧头；LGM，腓肠肌外侧头；胫神经（短箭），腓总神经（长箭）。

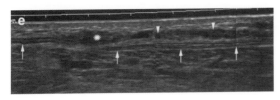

（e）小隐静脉剥脱手术导致腓肠神经离断患者。腓肠神经（短箭）全景声像图显示神经断端（星号）以及小隐静脉剥脱后残腔处的血肿（箭头）。

5.4 膝关节足侧端神经：局部解剖概要

图 5.16 膝关节足侧，小腿近端神经局部体表解剖图，标线代表解剖切面经过的位置（图5.17a~c）。

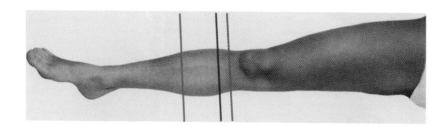

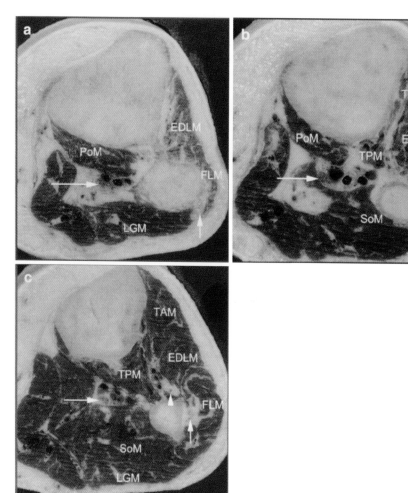

图 5.17 （a）腓骨头水平横断面解剖切面图（图 5.16 中红线所示）。腓总神经（短箭）邻近腓骨头骨皮质，胫神经（长箭）与胫后动、静脉伴行。EDLM，趾长伸肌；FLM，腓骨长肌；PoM，腘肌；LGM，腓肠肌外侧头。（b）经腓骨颈／腓神经分叉处横断面解剖切面图（图 5.16 中蓝线所示）。腓总神经已经分为位置偏后的腓浅神经（短箭）和位置偏前的腓深神经（箭头）。胫神经（长箭）与胫后动、静脉和腘肌（PoM）相邻。TAM，胫骨前肌；TPM，胫骨后肌；EDLM，趾长伸肌；FLM，腓骨长肌；SoE，比目鱼肌。（c）小腿中部横断面解剖切面图（图 5.16 中绿线所示）。腓深神经（箭头）伴行胫前血管，沿胫骨前肌（TAM）和趾长伸肌（EDLM）深方走行。腓浅神经（短箭）邻近腓骨，在腓骨长肌（FLM）深方走行。胫神经（长箭）毗邻胫后动、静脉。LGM，腓肠肌外侧头；SoM，比目鱼肌；TPM，胫骨后肌。

5.4.1 膝关节后外侧缘（腓总神经）

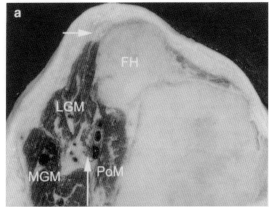

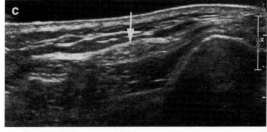

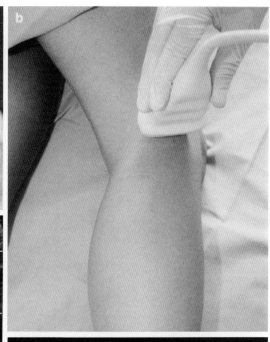

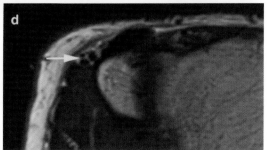

图 5.18 （a）解剖断面。（b）探头位置。（c）短轴切面声像图。（d）短轴切面 T1 加权 MR 图像。腓总神经（短箭）邻近腓骨头（FH）。MGM，腓肠肌内侧头；LGM，腓肠肌外侧头；PoM，腘肌；胫神经（长箭）。

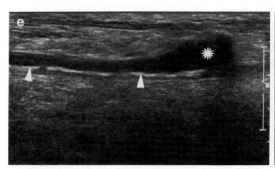

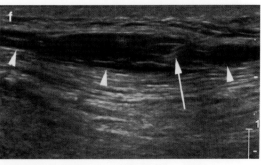

（e，f）交通事故导致小腿截肢患者，出现患肢幻觉痛。腓总神经（箭头）长轴切面声像图（e）显示腓神经断端处典型的末端神经瘤（星号）。（f）超声引导下石碳酸神经内注射，进行神经损毁止痛。注射针尖（长箭）恰位于神经瘤头侧，药物注射后神经明显水肿（箭头）。

5.4.2 腓骨颈（腓总神经）

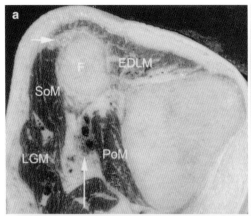

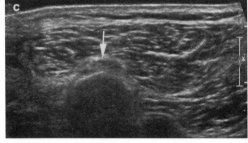

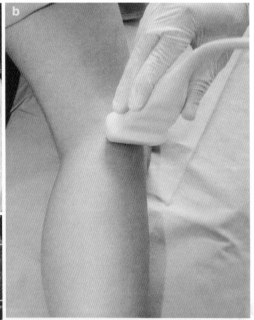

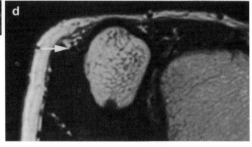

图 5.19 （a）解剖断面。（b）探头位置。（c）短轴切面声像图。(d)短轴切面T1加权MR图像。腓总神经（短箭）邻近腓骨（F）。SoM，比目鱼肌；LGM，腓肠肌外侧头；PoM，腘肌；EDLM，趾长伸肌；胫神经（长箭）。

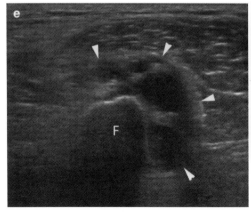

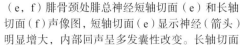

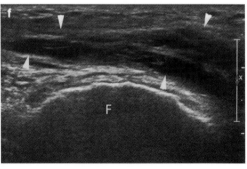

（e，f）腓骨颈处腓总神经短轴切面（e）和长轴切面（f）声像图，短轴切面（e）显示神经（箭头）明显增大，内部回声呈多发囊性改变。长轴切面（f）神经外缘几乎难以识别（箭头），内部可见囊肿回声。F，腓骨。

5.4.3 腓骨颈（腓神经分叉）

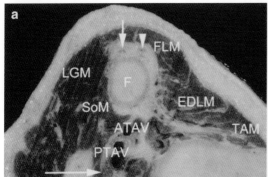

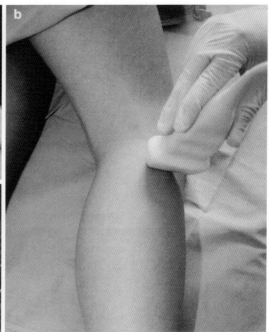

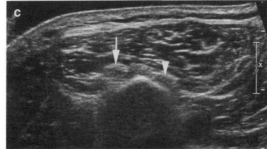

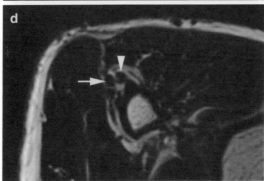

图 5.20 （a）解剖断面。（b）探头位置。（c）短轴切面声像图。（d）短轴切面 T1 加权 MR 图像。腓浅神经（短箭）和腓深神经（箭头）邻近腓骨（F），位于腓骨长肌（FLM）深方。LGM，腓肠肌外侧头；SoM，比目鱼肌；EDLM，趾长伸肌；TAM，胫骨前肌；ATAV，胫前动、静脉；PTAV，胫后动、静脉；胫神经（长箭）。

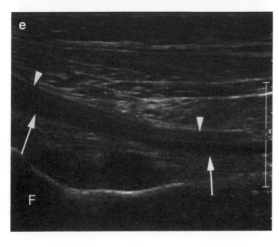

（e）膝关节外伤后，腓神经麻痹患者。腓神经分叉处，近端腓浅神经（箭头）长轴切面声像图，神经轻度肿胀，回声减低，连续性完整。神经旁可见液体聚集（短箭），代表血肿。F，近端腓骨。

5.4.4 小腿近端外侧（腓浅神经）

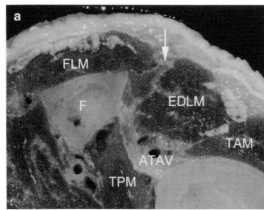

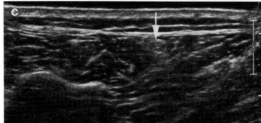

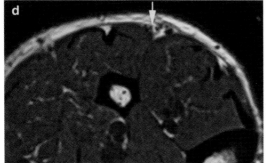

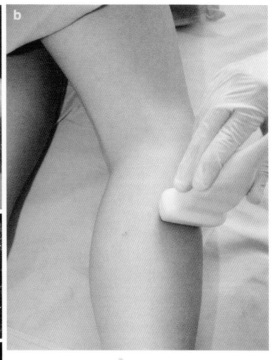

图 5.21 （a）解剖断面。（b）探头位置。（c）短轴切面声像图。（d）短轴切面 T1 加权 MR 图像。腓浅神经（短箭）位于腓骨长肌（FLM）和趾长伸肌（EDLM）之间。TAM，胫骨前肌；ATAV，胫前动、静脉；TPM，胫骨后肌；F，腓骨。

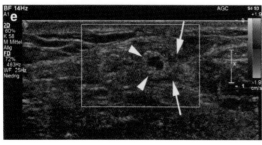

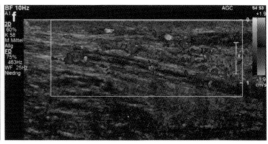

（e，f）软组织外伤，局部注射患者。近端腓浅神经短轴切面（e）和长轴切面（f）彩色多普勒血流成像图。腓神经明显肿胀增厚，外膜（箭头）回声增强，周围组织内可见积液（短箭）。长轴切面声像图显示周围组织因炎性充血，血流信号增多。

5.4.5 小腿近端内侧（胫神经）

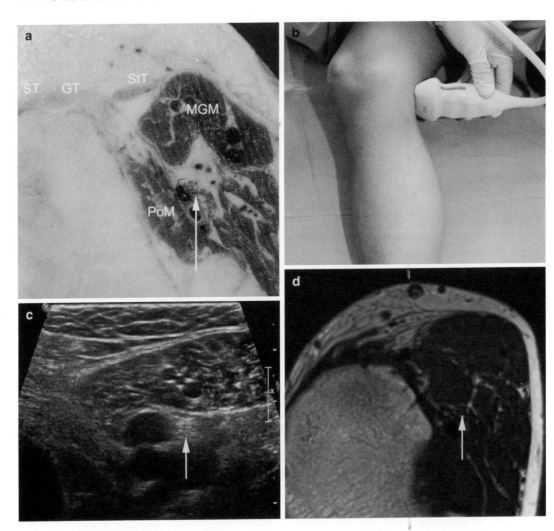

图 5.22 （a）解剖断面。（b）探头位置。（c）短轴切面声像图。（d）短轴切面 T1 加权 MR 图像。胫神经（短箭）邻近胫后血管和腘肌（PoM）。

MGM，腓肠肌内侧头；ST，缝匠肌肌腱；GT，股薄肌肌腱；StT，半腱肌肌腱。

（e）小腿近端短轴切面能量多普勒血流成像图，显示胫神经（箭头）与胫后血管（短箭）和胫前血管（长箭）的紧密关系。

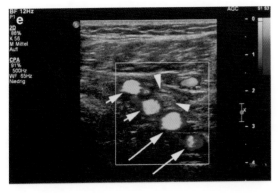

5.4.6 小腿中部内侧（胫神经）

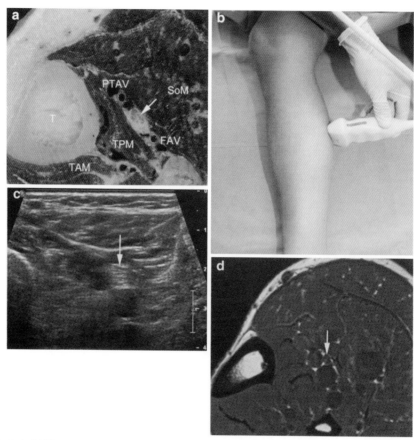

图 5.23 （a）解剖断面。（b）探头位置。（c）短轴切面声像图。（d）短轴切面 T1 加权 MR 图像。胫神经(短箭)位于胫后血管(PTAV)和腓血管(FAV)之间。SoM，比目鱼肌；TPM，胫骨后肌；TAM，胫骨前肌；T，胫骨。

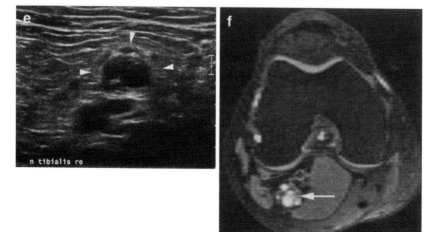

（e，f）胫神经短轴切面声像图（e）及对应的短时间反转恢复序列 MR 图像（f）。胫神经（箭头，e）明显增大，内部多发囊肿。低回声的神经内囊肿在压脂 MR 成像中得到证实（短箭，f）。

5.5 踝关节周围神经：局部解剖概要

图 5.24 踝关节周围神经局部体表解剖图，标线代表解剖切面经过的位置（图 5.25a~c）。

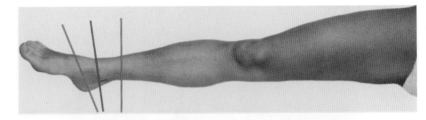

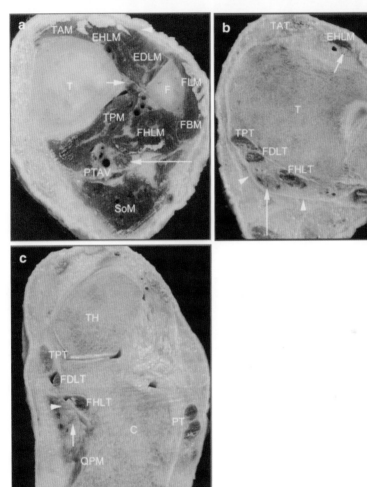

图 5.25（a）骨间膜水平横断面解剖切面图（图 5.24 中红线所示）。胫神经（长箭）邻近胫后动、静脉（PTAV）。腓浅神经（箭头）走行于皮下脂肪层，腓深神经（短箭）邻近胫骨边缘。TAM，胫骨前肌；EDLM，趾长伸肌；EHLM，蹞长伸肌；FLM，腓骨长肌；FBM，腓骨短肌；FHLM，蹞长屈肌；TPM，胫骨后肌；SoM，比目鱼肌；T，胫骨；F，腓骨。（b）外踝水平横断面解剖切面图（图 5.24 中蓝线所示）。胫神经（长箭）邻近屈肌支持带（箭头）。腓深神经（短箭）位于蹞长伸肌（EHLM）深方。TAT，胫骨前肌肌腱；EDLM，趾长伸肌；PT，腓肌腱；FHLT，蹞长屈肌肌腱；FDLT，趾长屈肌肌腱；TPT，胫骨后肌肌腱。（c）距骨头水平横断面解剖切面图（图 5.24 中绿线所示）。胫神经分为足底内侧神经（箭头）和足底外侧神经（短箭）。TH，距骨头；C，跟骨；TPT，胫骨后肌肌腱；FDLT，趾长屈肌肌腱；FHLT，蹞长屈肌肌腱；PT，腓肌腱；QPM，足底方肌。

5.5.1 小腿远端外侧（腓浅神经）

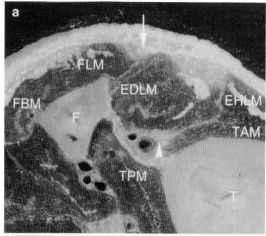

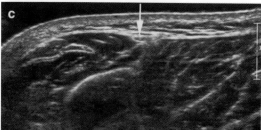

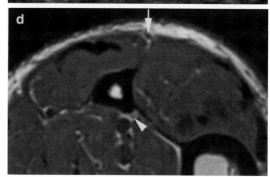

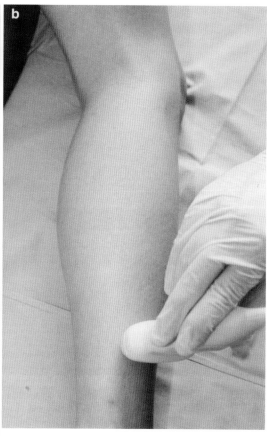

图 5.26 （a）解剖断面。（b）探头位置。（c）短轴切面声像图。（d）短轴切面 T1 加权 MR 图像。腓浅神经（短箭）位于腓骨长肌（FLM）和趾长伸肌（EDLM）之间。EHLM，踇长伸肌；TAM，胫骨前肌；TPM，胫骨后肌；FBM，腓骨短肌；T，胫骨；F，腓骨；腓深神经（箭头）。

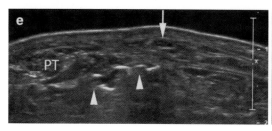

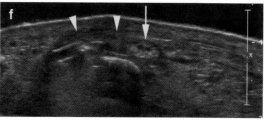

（e，f）远端腓骨骨折内固定术后，腓神经麻痹患者。腓浅神经短轴切面声像图。腓肌腱水平（e），神经（短箭）显示正常，深方可见钢板及固定钉强回声（箭头，e）。探头稍移向远端的短轴切面声像图（f）显示神经（短箭）外膜增厚，受邻近的瘢痕组织（箭头）卡压及牵拉。

5.5.2 踝管（胫神经）

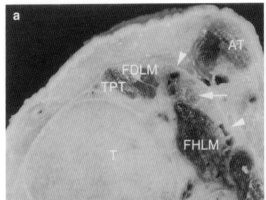

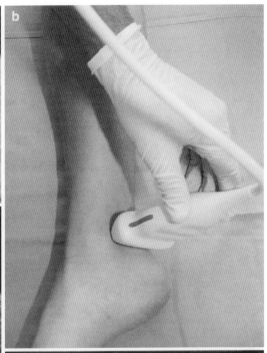

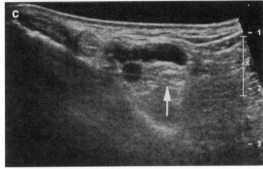

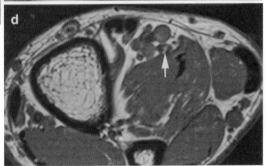

图 5.27 （a）解剖断面。（b）探头位置。（c）短轴切面声像图。（d）短轴切面 T1 加权 MR 图像。胫神经（短箭）位于踝管内，浅方为屈肌支持带（箭头）。TPT，胫骨后肌肌腱；FDLM，趾长屈肌；FHLM，蹬长屈肌；AT，跟腱；T，胫骨。

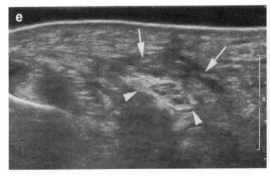

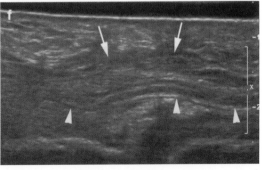

（e，f）踝管综合征患者，行踝管松解术后，症状无明显好转。踝管水平短轴切面（e）和长轴切面（f）声像图。胫神经（箭头）肿胀，神经束增粗，神经周围被紧绷的纤维瘢痕组织（短箭）包被。

5.5.3 踝管出口（胫神经分叉）

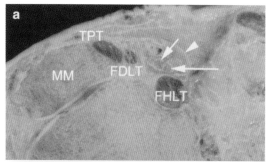

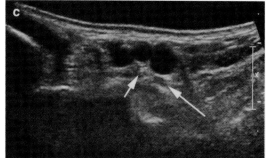

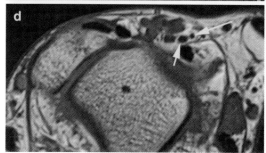

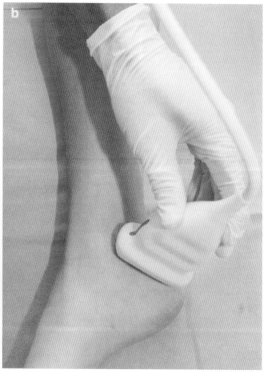

图 5.28 （a）解剖断面。（b）探头位置。（c）短轴切面声像图。（d）短轴切面 T1 加权 MR 图像。胫神经分支为足底内侧神经（短箭）和足底外侧神经（长箭）。TPT，胫骨后肌肌腱；FDLT，趾长屈肌肌腱；FHLT，踇长屈肌肌腱；MM，内踝；屈肌支持带下缘（箭头）。

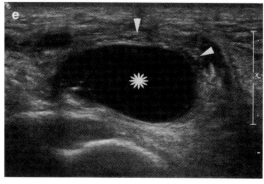

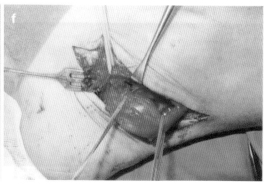

（e）踝管胫神经分叉处短轴切面声像图，显示胫神经（箭头）被踝管内囊肿（星号）推压移位。

（f）术中证实超声所见：胫神经内囊肿位于分叉处近端。

5.5.4 内踝（胫神经分支）

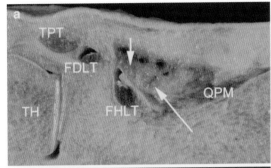

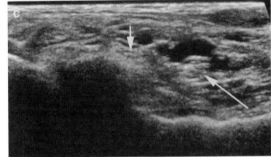

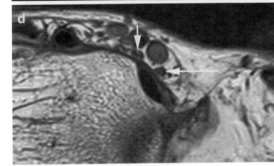

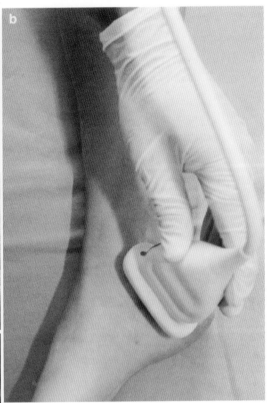

图 5.29 （a）解剖断面。（b）探头位置。（c）短轴切面声像图。（d）短轴切面 T1 加权 MR 图像。足底内侧神经（短箭）和足底外侧神经（长箭）。TPT，胫骨后肌肌腱；FDLT，趾长屈肌肌腱；FHLT，姆长屈肌肌腱；QPM，足底方肌；TH，距骨头。

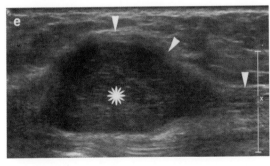

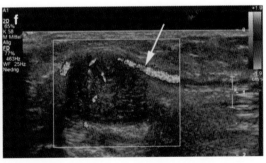

（e，f）胫神经分叉处施万细胞瘤患者。长轴切面灰阶声像图（e）和彩色多普勒血流成像图（f）。灰阶图像显示踝部混合回声结节（星号），其浅方与足底内侧神经（箭头）相连。彩色多普勒血流成像图（较 e，扫查切面轻微偏移）显示病变与足底内侧动脉（短箭）相邻，病变内可见血流信号，这是施万细胞瘤的特征之一。

参考文献

Fornage BD(1998). Peripheral nerves of the extremities: imaging with US. Radiology, 167(1):179-182

Gruber H, Peer S, Kovacs P, et al(2003). The ultrasonographic appearance of the femoral nerve and cases of iatrogenic impairment. J Ultrasound Med, 22(2):163-172

Gruber H, Peer S, Meirer R, et al(2005). Peroneal nerve palsy associated with knee luxation: evaluation by sonography-initial experience. Am J Roentgenol, 185(5):1119-1125

Kopf H, Loizides A, Mostbeck GH, et al(2011). Diagnostic sonography of peripheral nerves: indications, examination techniques and pathological findings. Ultrasound Med, 32(3):242-263

Martinoli C, Serafini G, Bianchi S, et al(1996). Ultrasonography of peripheral nerves. J Peripher Nerv Syst, 1(3):169-178

Netter FH(2010). Atlas of human anatomy, professional edition, 5th edn. Saunnders, UK

Peer S, Kovacs P, Harpf C, et al(2002). High-resolution sonography of lower extremity peripheral nerves: anatomic correlation and spectrum of disease. J Ultrasound Med, 21(3):315-322

Prakash, Bhardwaj AK, Devi MN, et al(2010). Sciatic nerve division: a cadaver study in the Indian population and review of the literature. Singapore Med J, 51(9):721-773

Silvestri E, Martinoli C, Derchi LE, et al(1995). Echotexture of peripheral nerves: correlation between US and histologic findings and criteria to differentiate tendons. Radiology, 197(1):291-296

Von Lanz T, Wachsmuth W(1972). Praktische Anatomie, 4th edn. Springer, Berlin/Heidelberg/New York

Walker FO, Cartwright MS, Wiesler ER, et al(2004). Ultrasound of nerve and muscle. Clin Neurophysiol, 115(3):495-507

躯干及腹壁神经

6

Alexander Loizides, Siegfried Peer,
Werner Judmaier, Erich Brenner
■ 崔立刚

目 录

6.1　绪论 ·· 105

6.2　胸壁神经：局部解剖概要 ·········· 107

6.2.1　外侧胸壁（胸背神经）············· 108

6.3　边界神经，腹壁及盆腔出口：
　　　解剖概要 ·································110

6.3.1　腹壁（边界神经 =
　　　髂腹股沟神经和髂腹下神经）·········111

6.3.2　闭孔（闭孔神经主干）·············· 112

6.3.3　小转子（闭孔神经分支）············113

6.3.4　腹股沟外侧区域
　　　（股外侧皮神经）····················114

6.4　臀区：解剖概要 ·····················115

6.4.1　坐骨棘区域（阴部神经）············116

6.4.2　坐骨结节区域（近端坐骨神经）······117

参考文献 ·······································118

6.1 绪论

与其他影像学方法相比，外周神经超声检查除方便易行，性价比高外，还有一个重要的优势，即可以在神经走行过程中获得任意切面的声像图。利用超声检查定位和识别这些结构，就必须深入掌握神经的局部解剖知识，特别是一些重要的解剖标志。与四肢神经病变比较，躯干、腹壁和盆腔的神经病变很少，临床上因这些神经病变而要求超声检查的患者并不常见。但是，有关这些部位的疼痛治疗和区域神经阻滞操作多在超声引导下进行。例如，儿童腹股沟区手术的髂腹股沟神经和髂腹下神经阻滞。

胸背神经起自臂丛，是支配背阔肌的运动神经。胸背神经纤维来自臂丛神经上、中、下三干的后束，神经纤维由第6、第7和第8颈神经发出。胸背神经沿肩胛下动脉及其分支胸背动脉走行，自腋窝后壁达背阔肌内。孤立的胸背神经损伤罕见，并且背阔肌的功能缺失能够在一定程度上被胸大肌和大圆肌替代。在腋窝后壁皮肤皱褶处扫查，利用肩胛下动脉（腋动脉最大的分支）为解剖标志，非常容易识别胸背神经。

肋间神经是胸神经的前支，源自 T_1~T_{11}。每一对肋间神经通过细小分支与邻近的交感干神经节相交通。肋间神经分支支配胸膜和腹膜。与脊神经的其他前支不同，肋间神经走行独立，彼此不形成丛状连接。第1、2对肋间神经发出部分纤维支配上肢，第 3～6 对肋间神经仅限于胸壁分布，后 5 对肋间神经支配胸壁和腹壁。第 7 对肋间神经止于剑突，第 10 对肋间神经至于脐部。第 12 对胸神经（肋下神经）分布于腹壁和腹股沟区。

髂腹股沟神经和髂腹下神经是第一对腰神经（L_1）的细小分支：髂腹下神经较大，神经纤维来自 L_1 上部分支和 T_{12}。L_1 下部分支组成髂腹股沟神经，髂腹股沟神经在腰大肌外缘处，紧邻髂腹下神经下方穿出，神经纤维斜行跨过腰方肌和髂肌，在髂嵴前部穿出腹横肌，在腹横肌与腹内斜肌之间与髂腹下神经有纤维交通。随后神经进一步浅出腹内斜肌并支配该肌，伴随精索行出腹股沟浅环。髂腹股沟神经分布在大腿上段、内侧皮肤，在男性还发出纤维支配阴茎根部和阴囊上方皮肤，在女性神经纤维分布于阴阜和阴唇处的皮肤。髂腹下神经穿越腹内斜肌处分为外侧皮支和前皮支。外侧皮支恰在髂嵴上方穿出腹内斜肌和腹外斜肌，行向外侧分布于臀部后外侧皮肤。前皮支行于腹内斜肌和腹横肌之间，在腹股沟浅环上方 2.5cm 处穿出腹外斜肌腱膜，分布于下腹部皮肤。

超声识别髂腹股沟神经和髂腹下神经的位置在髂前上棘头侧 5cm 处，探头方向与腹壁斜肌走行方向垂直，即可在腹内斜肌和腹横肌之间清晰的显示这两根神经。

股外侧皮神经（LFCN）来自 L_2 和 L_3 神经背侧分支，自腰大肌外缘穿出，斜行跨过髂肌，向髂前上棘方向走行。随即从腹股沟韧带深方和缝匠肌浅方下行至大腿外侧区，分为前皮支和后皮支。偶尔，LFCN 自腹股沟韧带中央穿过，甚至穿越髂骨。前皮支在腹股沟韧带远端 10cm 处浅出，分为数支分布在大腿前外侧皮肤。后皮支穿出阔筋膜后形成终末支，向大腿后外侧跨越，分布于大转子及大腿中部的皮肤。LFCN 刺激症状包括大腿前外侧疼痛、麻刺感、皮肤麻木以及感觉异常。这种典型的感觉性单一神经病变称为感觉异常性股痛（夜间明显）。通过解剖标志，超声扫查可以定位神经：最重要的标志是缝匠肌肌腱。典型的 LFCN 恰位于缝匠肌浅方，约髂前上棘足侧 5cm 和内侧 0.15cm 处。如临床明确诊断感觉异常性股痛，可以在超声引导下自内侧或外侧进行局部注射治疗。

闭孔神经来自 L_2、L_3 和 L_4 神经的前支，支配大腿内侧的皮肤感觉和大腿收肌群及耻骨肌的运动。闭孔神经穿越腰大肌向下，经过髂总动脉后方和髂内动脉外侧，于闭孔上半部分走行在闭孔血管腹侧。沿闭膜管，神经进入腿部并分为前后两支：前支离开盆腔后向腹侧行走至闭孔外肌，下行位于小收肌与耻骨肌和长收肌之间；后支穿过闭孔外肌前部并支配该肌，其余神经纤维走行在小收肌和大收肌之间，分为若干肌支。孤立的闭孔神经损伤罕见。闭孔神经麻痹表现为神经支配区域的皮肤感觉麻木，沿大腿内侧的放射性疼痛以及收肌群无力。

阴部神经为盆区的混合神经（运动纤维和感觉纤维），支配阴茎或阴蒂，球海绵体肌和坐骨海绵体肌，阴囊、会阴及肛周的皮肤，膀胱及直肠的括约肌。阴部神经由 S_{2-4} 神经前支组成，经梨状肌和尾骨肌之间向背侧绕过坐骨棘或骶棘韧带，经坐骨小孔再次入盆区。阴部内动、静脉与神经伴行于坐骨直肠窝外侧壁。阴部神经首先发出直肠下神经，走行过程中陆续分支有会阴神经和阴茎背神经（男性）或阴蒂背神经（女性）。

孤立的阴部神经损伤罕见，但是可以发生阴部神经卡压或牵拉，其原因包括难产、盆腔肿瘤压迫和自行车运动。临床表现为反复发作或一过性的会阴生殖区及盆底区麻木感。阴部神经麻痹的最常见症状为二便功能失常。不过，最干扰患者的是继发神经痛，常难以治愈并且容易复发。分娩过程中进行阴部神经阻滞以麻痹会阴区是产科较常见的操作，神经阻滞也可以从背侧（臀部）进行，只需辨认出围绕骶棘韧带的神经即可。

6.2 胸壁神经：局部解剖概要

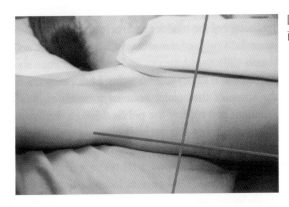

图 6.1 胸壁神经局部体表解剖图，标线代表解剖切面经过的位置（图 6.2a，b）。

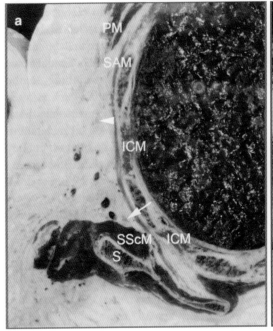

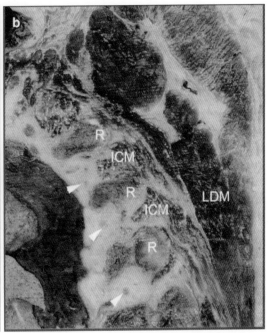

图 6.2 （a）经侧胸壁横断面解剖切面图（图 6.1 中红线所示）。胸背神经（箭头）和胸长神经（短箭）可见，胸长神经与胸长动、静脉伴行。PM，胸大肌和胸小肌；SAM，前锯肌；ICM，肋间肌；SScM，肩胛下肌；S，肩胛骨。（b）上部胸肋区矢状断面解剖切面图（图 6.1 中蓝线所示）。肋间神经（箭头）位于每一肋间隙。ICM，肋间肌；LDM，背阔肌；R，肋骨。

6.2.1 外侧胸壁（胸背神经）

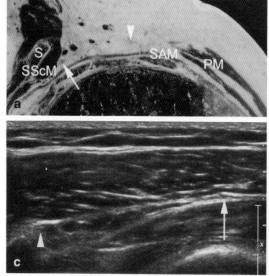

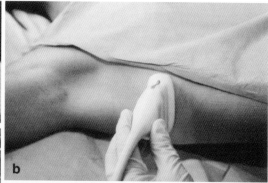

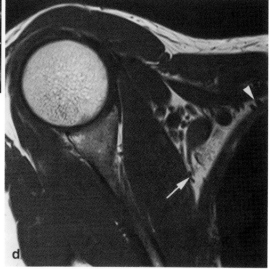

图6.3 （a）解剖断面。（b）探头位置。（c）短轴切面声像图。（d）短轴切面 T1 加权 MR 图像。胸背神经（短箭），胸长神经（箭头）。SScM，肩胛下肌；PM，胸大肌和胸小肌；SAM，前锯肌；S，肩胛骨尖部。

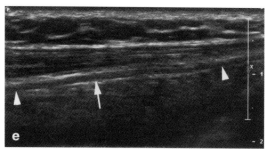

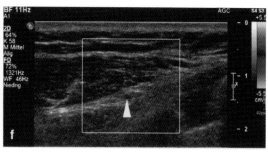

（e，f）胸背神经走行区域感觉异常患者，胸背神经声像图：长轴切面声像图（e）和短轴切面彩色多普勒血流成像图（f）。胸背神经（箭头）连续性完整，长轴切面图像显示神经节段性肿胀（短箭，e）。神经与胸背动脉的关系清晰可见（f）（译者注：原著胸背神经与胸长神经的标示反了，此处已修改）。

6.2.1.1 肋间区域（肋间神经）

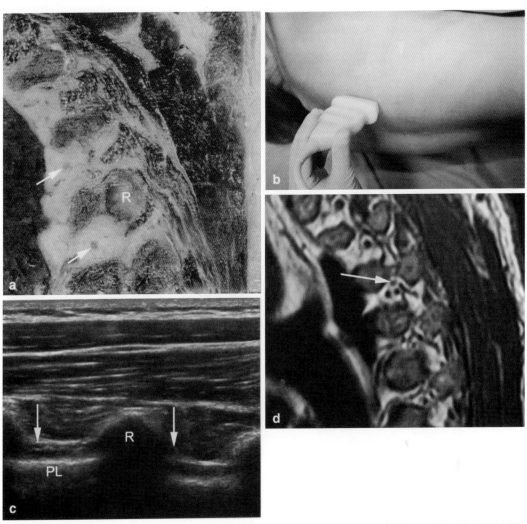

图 6.4 （a）解剖断面。（b）探头位置。（c）短轴切面声像图。（d）短轴切面 T1 加权 MR 图像。肋间神经（短箭）；R，肋骨；PL，胸膜线。

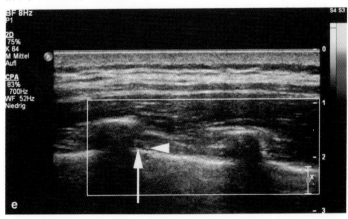

（e）健康志愿者肋间区域短轴切面能量多普勒血流成像图，显示肋间神经（短箭）与肋间动脉（箭头）紧密相邻，位于肋骨下缘处。

6.3 边界神经，腹壁及盆腔出口：解剖概要

图 6.5 下腹壁局部体表解剖图，标线代表解剖切面经过的位置（图 6.6a~c），不同颜色的标线对应不同水平切面。

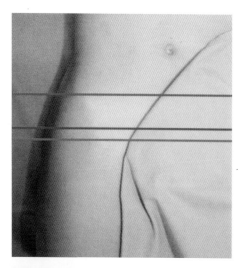

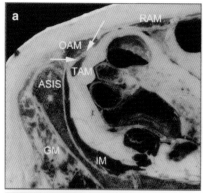

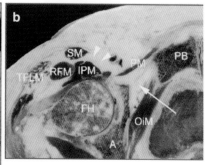

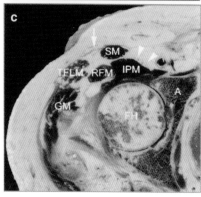

图 6.6 （a）髂前上棘水平解剖断面（图 6.5 中红线所示）。腹斜肌（OAM）与腹横肌（TAM）间隙内，髂腹股沟神经（短箭）位置偏外侧，髂腹下神经位置偏内侧（长箭）。ASIS，髂前上棘；IM，髂肌；GM，臀肌；RAM，腹直肌。（b）闭孔出口水平解剖断面（图 6.5 中蓝线所示）。闭孔神经（长箭）出闭孔后位于耻骨（PB）下方。OiM，闭孔内肌；PM，耻骨肌；IPM，髂腰肌；SM，缝匠肌；RFM，股直肌；TFLM，阔筋膜张肌；FH，股骨头；A，髋臼；股神经（箭头）。（c）腹股沟外侧区域解剖断面（图 6.5 中绿线所示），股外侧皮神经（短箭）紧邻缝匠肌（SM），股神经（箭头）邻近髂腰肌（IPM）。TFLM，阔筋膜张肌；RFM，股直肌；GM，臀肌；FH，股骨头；A，髋臼。

6.3.1 腹壁（边界神经 = 髂腹股沟神经和髂腹下神经）

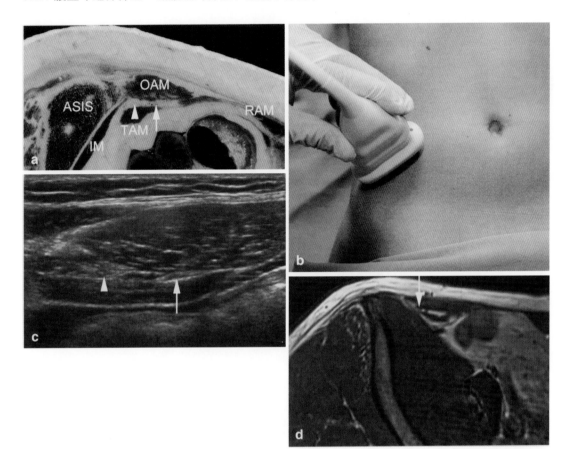

图 6.7　（a）解剖断面。（b）探头位置。（c）短轴切面声像图。（d）短轴切面 T1 加权 MR 图像。髂腹股沟神经（箭头）和髂腹下神经（短箭）位于腹横肌（TAM）和腹斜肌（OAM）之间的筋膜间隙内，髂腹股沟神经位于血管外侧，髂腹下神经位于血管内侧。RAM，腹直肌；IM，髂肌；ASIS，髂前上棘。

（e）术后患者，下腹壁疼痛。神经短轴切面声像图显示髂腹股沟神经（短箭）水肿增厚。EOAM，腹外斜肌；IOAM，腹内斜肌。

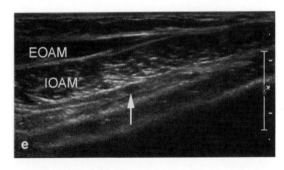

6.3.2 闭孔（闭孔神经主干）

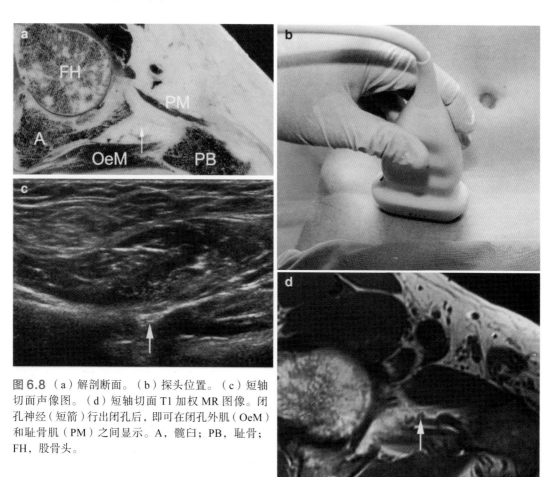

图 6.8 （a）解剖断面。（b）探头位置。（c）短轴切面声像图。（d）短轴切面 T1 加权 MR 图像。闭孔神经（短箭）行出闭孔后，即可在闭孔外肌（OeM）和耻骨肌（PM）之间显示。A，髋臼；PB，耻骨；FH，股骨头。

（e）闭孔神经（短箭）长轴切面声像图，恰在神经出闭孔口处。PM，耻骨肌；PB，耻骨。

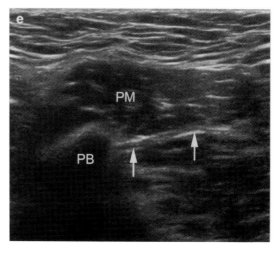

6.3.3 小转子（闭孔神经分支）

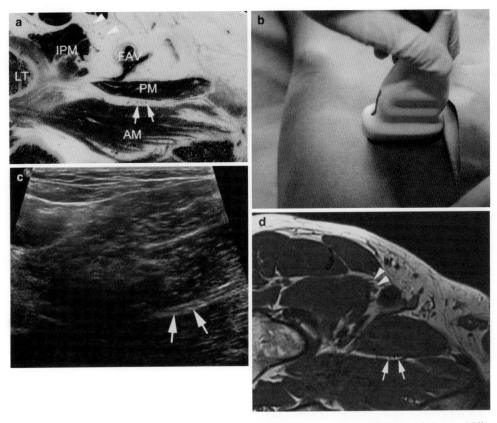

图 6.9 （a）解剖断面。（b）探头位置。（c）短轴切面声像图。（d）短轴切面 T1 加权 MR 图像。闭孔神经（短箭）分为前后两支的分叉处，神经位于耻骨肌（PM）和收肌群（AM）之间。解剖断面及 MR 图像上可见股神经分支（箭头）。LT，小转子；IPM，髂腰肌；FAV，股动、静脉。

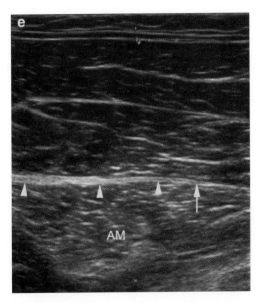

（e）闭孔神经（箭头）分叉处长轴切面声像图，显示神经位于收肌群（AM）浅方。注意图像右半部神经明显变细（短箭）是神经分叉，发出许多细小分支所致。

6.3.4 腹股沟外侧区域（股外侧皮神经）

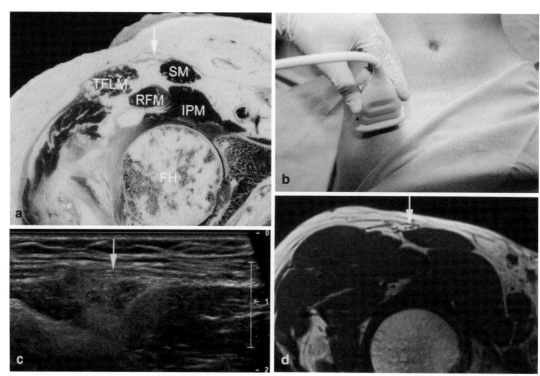

图 6.10 （a）解剖断面。（b）探头位置。（c）短轴切面声像图。（d）短轴切面 T1 加权 MR 图像。典型的股外侧皮神经（短箭）位置位于缝匠肌（SM）浅方。三角形的缝匠肌是识别股外侧皮神经的重要声像图标志。TFLM，阔筋膜张肌；RFM，股直肌；IPM，髂腰肌；FH，股骨头。

（e）腹股沟区全景声像图，显示股神经（短箭）与股外侧皮神经（箭头）之间的位置关系。

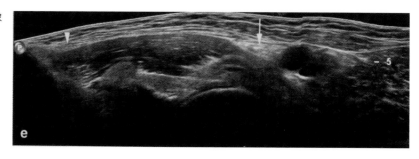

6.4 臀区：解剖概要

图 **6.11** 臀部局部体表解剖图，标线代表解剖切面经过的位置（图 6.12a~b），不同颜色的标线对应不同水平切面。

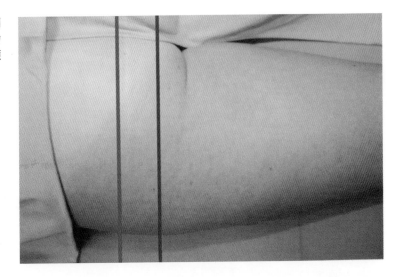

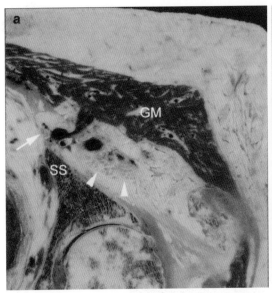 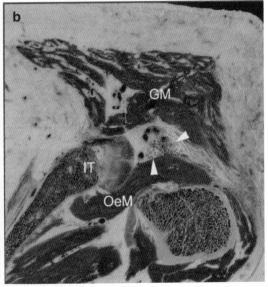

图 **6.12** （a）坐骨棘水平解剖断面（图 6.11 中红线所示）。坐骨神经（箭头）位于髋臼后壁的后方。阴部神经（短箭）紧邻骶棘韧带和臀下动、静脉。

SS 坐骨棘，GM 臀肌。（b）坐骨结节水平解剖断面（图 6.11 中蓝线所示）。坐骨神经（箭头）与闭孔外肌（OeM）和坐骨结节（IT）相邻。GM，臀肌。

6.4.1 坐骨棘区域（阴部神经）

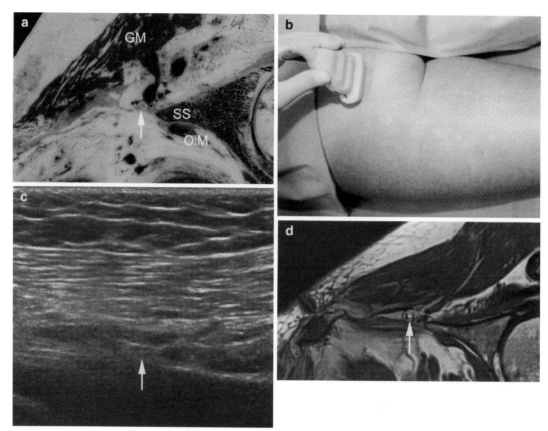

图 6.13（a）解剖断面。（b）探头位置。（c）短轴切面声像图。（d）短轴切面 T1 加权 MR 图像。阴部神经（短箭）位于臀下动脉外侧，邻近骶棘韧带。SS，坐骨棘；GM，臀肌；OiM，闭孔内肌。

（e）坐骨棘水平阴部神经（箭头）短轴切面多普勒血流成像图。神经位于伴行的阴部动脉（短箭）内侧，阴部动脉是识别神经和超声引导阴部神经阻滞的重要解剖标志。

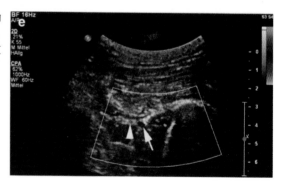

6.4.2 坐骨结节区域（近端坐骨神经）

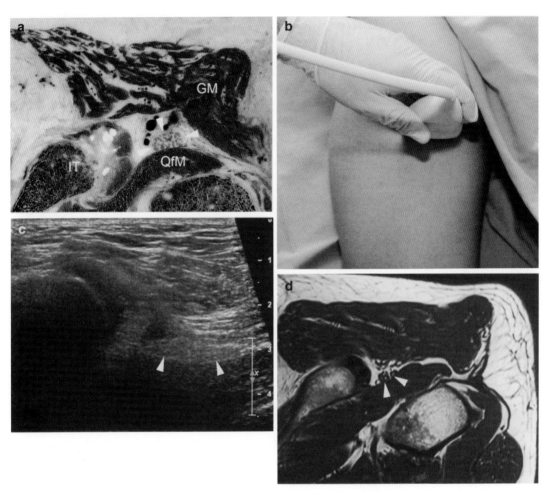

图 6.14（a）解剖断面。（b）探头位置。（c）短轴切面声像图。（d）短轴切面 T1 加权 MR 图像。坐骨神经（箭头）紧邻股方肌（QfM），位于臀肌（GM）深方。IT，坐骨结节。

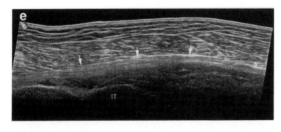

（e）坐骨神经（短箭）长轴切面全景声像图，神经自臀区走行在大腿后部。IT，坐骨结节。

参考文献

Abrahams MS, Horn JL, Noles LM, et al(2010). Evidence-based medicine: ultrasound guidance for truncal blocks. Reg Anesth Pain Med, 35(2 Suppl):36-42

Aravindakannan T, Wilder-Smith EP(2012). High-resolution ultrasonography in the assessment of meralgia paresthetica. Muscle Nerve, 45(3):434-435

Aveline C, Le Heter H, Le Roux A, et al(2011). Comparison between ultrasound–guided transversus abdominis plane and conventional ilioinguinal/iliohypogastric nerve blocks for day-case open inguinal hernia repair. Br J Anaesth, 106(3):380-386

Bærentzen F, Maschmann C, Jensen K, et al(2012). Ultrasound-guided nerve block for inguinal hernia repair: a randomized, controlled, double-blind study. Reg Anesth Pain Med, 37(5):502-507

Bischoff JM, Koscielniak-Nielsen ZJ, Kehlet H, et al(2012). Ultrasound-guided ilioinguinal/iliohypogastric nerve blocks for persistent inguinal postherniorrhaphy pain: a randomized, double-blind, placebo-controlled, crossover trial. Anesth Analg, 114(6):1323-1329

Cowie B, McGlade D, Ivanusic J, et al(2010). Ultrasound-guided thoracic paravertebral blockade: a cadaveric study. Anesth Analg, 110(6):1735-1739

Flack S, Anderson C(2012). Ultrasound guided lower extremity blocks. Paediatr Anaesth, 22(1):72-80

Ford S, Dosani M, Robinson AJ, et al(2009). Defining the reliability of sonoanatomy identification by novices in ultrasound-guided pediatric ilioinguinal and iliohypogastric nerve blockade. Anesth Analg, 109(6):1793-1798

Fornage BD(1988). Peripheral nerves of the extremities: imaging with ultrasound. Radiology, 167(1):179-182

Gruber H, Kovacs P, Piegger J, et al(2001). New, simple, ultrasound-guided infiltration of the pudendal nerve: topographic basics. Dis Colon Rectum, 44(9):1376-1380

Herring AA, Stone MB, Nagdev AD(2012). Ultrasound-guided abdominal wall nerve blocks in the ED. Am J Emerg Med, 30(5):759-764

Kim JE, Lee SG, Kim EJ, et al(2011). Ultrasound-guided lateral femoral cutaneous nerve block in meralgia parcsthetica . Korean J Pain, 24(2):115-118

Kovacs P, Gruber H, Piegger J, et al(2001). New, simple ultrasound-guided infiltration of the pudendal nerve: ultrasonographic technique. Dis Colon Rectum, 44(9):1381-1385

Lee SH, Jeong CW, Lee HJ, et al(2011). Ultrasound guided obturator nerve block: a single interfascial injection technique. J Anesth, 25(6):923-926

Manassero A, Bossolasco M, Ugues S, et al(2012). Ultrasound-guided obturator nerve block: interfascial injection versus a neurostimulation-assisted technique. Reg Anesth Pain Med, 37(1):67-71

Martinoli C, Serafini G, Bianchi S, et al(1996). Ultrasounography of peripheral nerves. J Peripher Nerv Syst, 1:169-174

Miller BR(2011). Combined ultrasound-guided femoral and lateral femoral cutaneous nerve blocks in pediatric patients requiring surgical repair of femur fractures. Paediatr Anaesth, 21(11):1163-1164

Paraskeuopoulos T, Saranteas T(2012). Ultrasound-guided obturator nerve block: the importance of the medial circumflex femoral vessels. Reg Anesth Pain Med, 37(5):565

Shteynberg A, Riina LH, Glickman LT, et al(2013). Ultrasond guided lateral femoral cutaneous nerve(LFCN) block: safe and simple anesthesia for harvesting skin grafts. Burns, 39(1):146-149

Silvestri E, Martinoli C, Derchi LE, et al(1995). Echotexture of peripheral nerves: correlation between US and histologic findings and criteria to differentiate tendons. Radiology, 197:291-296

Tagliafico A, Serafini G, Lacelli F, et al(2011). Ultrasound guided treatment of meralgia paresthetica(lateral femoral cutaneous neuropathy): technical description and results of treatment in 20 consecutive patients. J Ultrasound Med, 30(10): 1341-1346

Walker FO, Cartwright MS, Wiesler ER, et al(2004). Ultrasound of nerve and muscle. Clin Neurophysiol, 115:495-507

Weintraud M, Lundblad M, Kettner SC, et al(2009). Ultrasound versus landmark-based technique for ilioinguinal–iliohypogastric nerve blockade in children: the implications on plasma levels of ropivacaine. Anesth Analg, 108(5):1488-1492